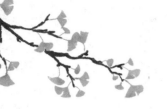

中医药的故事 _{小学生版}

崔 瑾 李扬林 主编

年级：_____

班级：_____

姓名：_____

贵州出版集团
贵州科技出版社

图书在版编目（CIP）数据

中医药的故事：小学生版 / 崔瑾，李扬林主编 . --
贵阳：贵州科技出版社，2019.3（2020.6 重印）
ISBN 978-7-5532-0754-4

Ⅰ . ①中… Ⅱ . ①崔… ②李… Ⅲ . ①中国医药学 –
普及读物 Ⅳ . ① R2-49

中国版本图书馆 CIP 数据核字 (2018) 第 288926 号

中医药的故事：小学生版
ZHONGYIYAO DE GUSHI：XIAOXUESHENGBAN

出版发行	贵州科技出版社	
地 址	贵阳市中天会展城会展东路 A 座（邮政编码：550081）	
网 址	http://www.gzstph.com	
出 版 人	熊兴平	
经 销	全国新华书店	
印 刷	三河市同力彩印有限公司	
版 次	2019 年 3 月第 1 版	
印 次	2020 年 6 月第 3 次	
字 数	120 千字	
印 张	10.5	
开 本	710 mm×1000 mm 1/16	
定 价	38.00 元	

天猫旗舰店：http://gzkjcbs.tmall.com

编　委　会

序

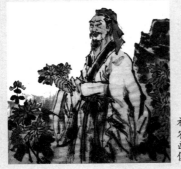

神农画像

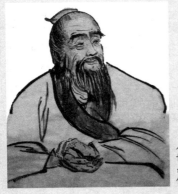

扁鹊画像

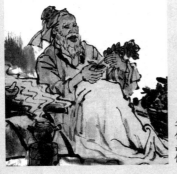

华佗画像

中医药学是打开
中华文明宝库的钥匙

刘尚义

（贵州中医药大学　教授、国医大师）

由贵州中医药大学组织编写的《中医药的故事（小学生版）》（简称《中医药的故事》）就要出版了，这对于中医药来说，是一件值得高兴的事。

把中专，甚至大学时才会学到的内容，转换成浅显易懂的文字、生动有趣的故事，对小学生进行中医药知识的启蒙，实在是一件功在当代、利在千秋的好事。

毛主席说："中国对世界有三大贡献，第一是中医……"习主席说："中

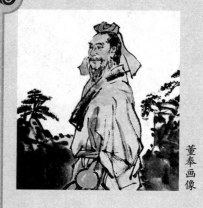

董奉画像

　　医药学凝聚着深邃的哲学智慧和中华民族几千年的健康养生理念及其实践经验，是中国古代科学的瑰宝，也是打开中华文明宝库的钥匙。"

　　中医药学是中华文明的瑰宝，博大精深，强调天人相应的整体观，并从宏观上调理人的身体。中华文明上下五千年，一直是中医药守卫着中华民族的健康。中医药的科学性，不容置疑。

　　如何传承中医药文化，使中医药在新时代绽放出更加夺目的光彩，是我们每个中医人，也是我们每个中国人应尽的责任。

　　中医药的教育，我们目前的做法主要是中等教育（职业教育）和高等教育，一般都需要在完成初中和高中学业后，才开始接触中医药专业知识。

　　如此，在真正接触到中医药时，前期基础可以说是一片空白。这加大了学习难度，同时也在一定程度上影响了学习效果，于中医药的继承和发展，没有益处。

　　2018 年全国"两会"期间，《中国中医药报》记者就"如何做好中医药教育"采访了"两会"代表、委员中的 7 位中医药大学校长。7 位校长一致认为，中医思维是中医药人才培养的关键。

　　中医是以哲学思想为指导的，比如"阴阳理论""五行理论""天人合一"等，有它独特的思维方式。大家认为中医艰涩难学，是因为我们还没有养成中医思维的习惯。

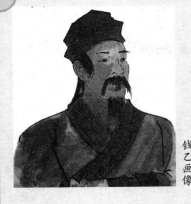

钱乙画像

《中医药的故事》共分为七个章节。

第一章"人物篇"分为"远古的传说"和"历代名医的故事"。"远古的传说"向大家介绍了"神农尝百草辨药性""伏羲创制九针""黄帝岐伯论医药""伊尹制汤液"等;"历代名医的故事"则介绍了扁鹊、华佗等名医的故事,杏林、橘井的传说,以及"坐堂""饺子"的来历等。

第二章"名篇名著篇",介绍了《大医精诚》《伤寒论·序》等中医药名篇,同时以故事的形式对历代医家的医德进行了展示。

第三章"中医药经典术语篇"对"天人相应,天人合一""整体观""阴阳互根""通则不痛,痛则不通""上工治未病""中医的标与本""君臣佐使"等中医药术语进行了解释。

第四章"中草药命名篇"介绍了"中医方剂的命名原则""中药命名的有趣现象""中草药的传说""方书名的来历"等。

第五章"诗词文化篇"介绍了诗词、成语、书信、对联、谜语、谚语、俗语、歇后语及顺口溜中的中医药知识。

第六章"针灸穴位篇"主要介绍了耳穴和足穴。

第七章"情志篇"介绍了情志与疾病的关系。

《中医药的故事》以故事形式,同时利用人们喜闻乐见的传说、成语、俗语、谚语、歇后语、对联、谜语及妙趣横生的中药书信等,

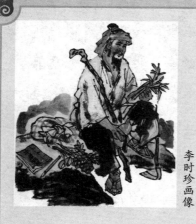

李时珍画像

向小朋友们介绍、解释了中医药的一些典故、名词、术语及中草药名字的来历，同时还涉及历代医家的医德观，能使小学生及家长朋友们从故事中学习中医药文化，在阅读中培养中医思维。趣味性中含知识性，真正做到了寓教于乐，当能掀起一股"中医热"。

编者问序于予，欣然为之。

刘向哲

目 录

第一章　人物篇

第二章　名篇名著篇

第三章　中医药经典术语篇

第四章　中草药命名篇

第五章　诗词文化篇

第六章 针灸穴位篇

第一章　人物篇

第一节 远古的传说

🎝 1. 神农的传说

> **神农简介**
>
> 神农氏是远古三皇之一，为远古姜姓部落首领。他因懂得如何用火而得到王位，称为炎帝。传说炎帝牛首人身，勤劳勇敢。有一次，他见鸟儿衔种，由此发明了耒耜^{lěi sì}种五谷，创立了农业。因他在农业上的杰出贡献，后人尊称他为"神农"。
>
> 耒耜：中国古代的一种翻土农具，形如木叉，上有曲柄，下面是犁头，用以松土，可看作犁的前身。

🐉 神农尝百草辨药性 🐉

很早很早的时候，还没有发明医药。人们得了病，根本不知道该怎么办，身体素质好的靠自己身体抵抗，身体素质欠佳的只能等死。

神农想到天帝的花园里有奇花异草，说不定可以治病，便决定上天去寻找能治病的花草。神农到达天庭后，在天帝的花园里采了一大捧瑶草，走出花园时正好碰到了天帝。天帝说这点瑶草

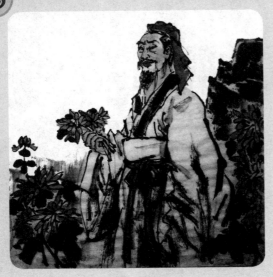

神农画像

治不了多少人的病，于是给了神农一根神鞭，告诉他用这个鞭子鞭打花草，可以识别有毒无毒。神农拿着这根神鞭走一路鞭一路，辨别草药。

一天，神农口渴了，他顺手摘了几片树叶放在嘴里嚼^{jiáo}（嚼：用牙齿咬碎）。这一嚼，还真解渴，于是神农又扯了几把这种树叶来嚼。这时他突然看见自己的肚子变透明了，那些他嚼下的树叶把他的胃擦洗得干干净净，并且他还觉得自己的肚子和身体比起以前更加轻松舒服。于是他断定这种树叶既能解渴又能解毒。

这一发现让神农非常高兴。为了更加真实地了解药性，他决定把用鞭子打药识别药性改成亲自尝药，如果遇到毒药，就用这种树叶来解救。但给这种树叶取个什么名字好呢？神农想了想，自己是"查巡"草药时发现的它，就叫它"查"吧。神农就这样一路走一路尝百草。在尝药的过程中，他曾经一天就中毒百次，都是"查"救了他。他用于解毒的"查"，后来被人们写成了"茶"。

又有一天，神农发现一株缠附在树上的藤状植物，开着一朵朵黄色的小花，那叶子还会一张一缩。他觉得十分奇怪，就采了一些叶子放在嘴里嚼。谁知这是一种有剧烈毒性的药草，叫断肠草，嚼茶也不能解毒，神农就这样死了。

　　人们为了纪念神农的恩德和功绩，奉他为药王神，并建药王庙祭祀他。如今我国重庆、湖北交界的地方，传说就是神农尝百草的地方，人们为了纪念他，就把这一带称为神农架。

　　中国现存最早的药物学专著命名为《神农本草经》，但并不是神农写的，而是为了纪念神农在药学上的贡献，以他的名字命名的。

中医知识点

《神农本草经》

　　《神农本草经》又称《本草经》或《本经》，是中医四大经典著作之一，另三本中医经典著作分别是《黄帝内经》《难经》《伤寒杂病论》，在后面的章节中我们将一一做介绍。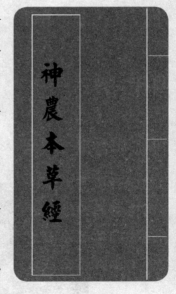

　　《神农本草经》作为现存最早的中药学著作，其内容起源于神农氏，代代口耳相传，于东汉时期整理成书。成书非一时，作者亦非一人。前面说了，取名为《神农本草经》是为了纪念神农在药学上的贡献。

　　实际上，《神农本草经》是秦汉时期众多医学家搜集、总结、整理当时药学经验成果的专著，记载药物365种，分为上品（120种）、中品（120种）、下品（125种），对每种药物记叙别名、性味、生长环境、主治功用等，是一部中药学、博物学（博物学：是人类与大自然打交道的一门古老学问，指对动物、植物、矿物、生态系统等所做的宏观层面的观察、描述、分类等）著作。

《神农本草经》是对中医药的第一次系统总结。其中规定的大部分中药学理论和配伍规则，以及提出的"七情和合"原则在中国几千年的用药实践中发挥了巨大作用，是中医药药物学理论发展的源头。

茶

李时珍《本草纲目》记载："茶苦而寒……最能降火……又兼解酒食之毒，使人神智清爽。"

断肠草

传说中神农吃的"断肠草"究竟是什么，无从知晓。

在民间，至少有10种草被称为"断肠草"，一般常指"钩吻"，也指"雷公藤""草乌"等。"钩吻"又名大茶药、大炮叶、黄花苦蔓、黄猛菜等，味苦、辛，性温，有大毒。《本草纲目》曰：

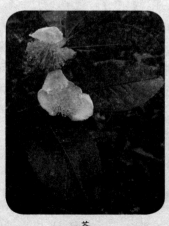 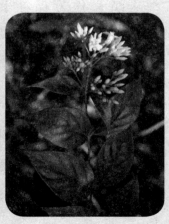

茶　　　　　　　　　　　断肠草（钩吻）

人误食其叶致死，而羊食其苗大肥，具有攻毒拔毒、散瘀止痛、杀虫止痒的功效，可用于湿疹、皮癣、疗疮等的治疗。钩吻含有钩吻碱，具有极强的神经毒性，误食后有肠子寸断的感觉。

2. 伏羲的传说

伏羲简介

伏羲也是上古三皇之一。姓风，燧人氏之子，又名宓羲、牺皇、皇羲等。相传伏羲人首蛇身，与女娲结婚，生儿育女。他根据天地万物的变化，发明了占卜八卦，创造文字，结束了"结绳记事"的历史。他又结绳为网，用来捕鸟打猎，并教会了人们渔猎的方法，发明了瑟（中国传统拨弦乐器），创作了曲子。

占卜：古代用龟壳、铜钱、竹签、纸牌或占星等手段和征兆来推断未来的吉凶祸福的方法。

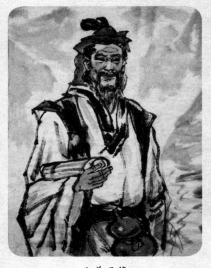

伏羲画像

伏羲创制九针

远古时期，人们在草药治病的基础上，又发明了用石块（砭石）刮磨皮肤，或者用石头尖刺破脓疮的治病方法，称为砭石疗法。相传伏羲在此基础上创制了九针。九针的形状各不相同：有圆头的，用来按压止痛；有尖头的，用来点刺或

放血；还有带刃的，用来切割等。伏羲也因此被我国中医界尊
奉为针灸学始祖。

　　伏羲始创的九针，多是石制的。在冶金术发明之后，人们
根据不同的需要创造了金属针，这对于中医学的发展具有重大
意义。

　　后来，针刺疗法又与药灸疗法一起使用，称为针灸，并在实
践过程中发展出针灸法则，沿用至今。

中医知识点

九　针

　　针灸器具。古代九种针具，即镵针、圆针、鍉针、锋针、铍针、
圆利针、毫针、长针和大针。为现代针灸针的起源。

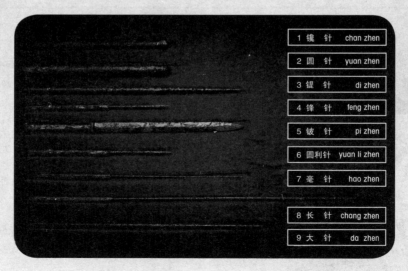

1	镵针	chan zhen
2	圆针	yuan zhen
3	鍉针	di zhen
4	锋针	feng zhen
5	铍针	pi zhen
6	圆利针	yuan li zhen
7	毫针	hao zhen
8	长针	chang zhen
9	大针	da zhen

九　针

3. 黄帝的传说

黄帝岐(qí)伯论医药

（节选自《黄帝内经·素问》第一章《上古天真论》）

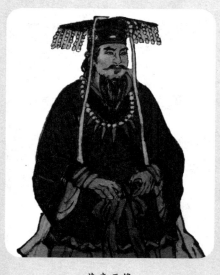

黄帝画像

黄帝从小就十分聪明，年纪很小的时候就善于和人沟通，成年后登上了天子之位。

有一天，黄帝问医官岐伯：我听说古时候的人，都能活过一百岁，而且动作不显衰老，然而现在的人，活到五十岁就衰弱无力了，这是什么原因造成的呢？

岐伯回答说：上古时代的人，他们懂得养生之道，能够顺应天地阴阳自然变化而调理身体。他们饮食有所节制，生活起居有规律……所以他们形体和精神都很健康，协调统一，活到上天赋予的自然年龄，超过百岁才离开人世。

可是现在的人却不是这样了，他们把酒当水，滥(làn)（没有节制）

饮无度，习惯了反常的生活。因放纵欲望而使阴精衰竭，因满足
shì
嗜好而使真气耗散，起居作息毫无规律，所以到半百之年就衰
老了。

中医知识点

《黄帝内经》

《黄帝内经》是后人假托黄帝与岐
伯、伯高、少俞、桐君等医官讨论病理
而写成的医学著作。《黄帝内经》是我
国现存最早的中医学专著，为中医四大
经典著作之一。

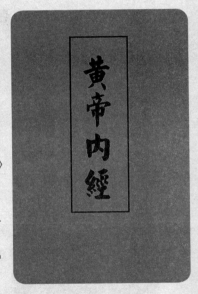

《黄帝内经》又名《内经》，分《灵枢》
《素问》两部分，是我国古代一部系统、
全面、科学的基础性医学著作，对后世
中医的形成和发展有着重大影响。古代
医家将它看作必读的医书，不读该书，
则不能行医，所以古人尊称《黄帝内经》为医书之祖。

岐 黄

因为《黄帝内经》是假托黄帝与岐伯等以问答的形式写成的
一部医书，后人便取岐伯的"岐"和黄帝的"黄"字，用"岐黄"
代称中医学。

4. 伊尹的传说
yī yǐn

伊尹简介

　　伊尹是商朝第一任宰相（zǎi xiàng），他的身世始终是个谜。传说伊尹为奴隶出身，善烹饪，因辅佐汤王有功，后来被提升为宰相。

伊尹制汤液

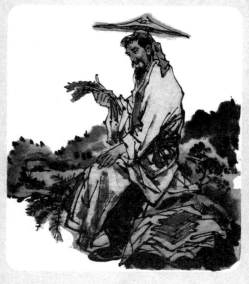

伊尹画像

　　由于长期的经验积累，伊尹掌握了酒的特性及其麻醉、活血、止痛、消肿、散瘀等功效，于是他选用药物，用酒泡制后用于治疗一些肿痛外伤，效果明显。从此便出现了中药液体制剂（汤剂 jì）和后来的酊剂（dīng）（把中药浸在酒精里或把化学药物溶解在酒精里而成的药剂）。

　　伊尹撰写有《汤液经法》32卷，至汉代共流传了1000余年（后来因为战乱而失传）。

⚙中医知识点

中药剂型

中药剂型主要分为丸、散、膏、丹、露、汤、锭、酒等几种，以汤剂最为常见。各种剂型如"六味地黄丸""银翘散""风湿膏""白降丹""开塞露""麻黄汤""紫金锭"及各种用药泡制的药酒，现代中药还有注射剂、霜剂、气雾剂、胶囊剂、片剂等。

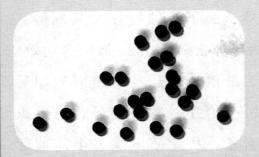

清肺化痰丸（丸剂）

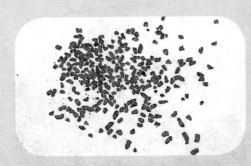

小儿解表颗粒（颗粒剂）

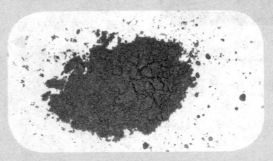

如意金黄散（散剂）

第二节 历代名医的故事

1. 扁鹊的故事

扁鹊简介

　　扁鹊，名叫秦越人，春秋战国时期名医。由于他的医术高超，被认为是神医，所以当时的人们借用了上古神话中黄帝时期的神医"扁鹊"的名号来称呼他。他年轻的时候向长桑君学医，得到真传，擅长各科病症的诊疗。当过妇科医生、五官科医生、儿科医生，闻名于天下。

　　秦太医李醯（xī）因自己医术不如扁鹊而心生嫉妒，悄悄派人刺杀了扁鹊。

　　扁鹊奠定了中医学的切脉诊断方法，开启了中医学切脉的先河。相传著名的中医典籍《难经》就是扁鹊所写。

扁鹊切脉救赵简子

　　有一次，扁鹊到了晋国，正巧碰到晋国官员赵简子由于忙于处理国事，用脑过度，突然昏倒，五天五夜不省（xǐng）人事（不省人事：指昏迷，失去知觉）。大夫（dà）（官名）们十分害怕，急忙召扁鹊诊治。

　　扁鹊按了脉，从房里出来。有人尾随着探问病情，显得很焦

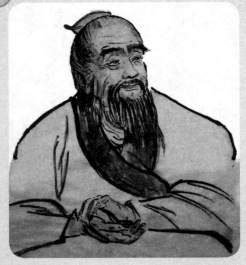

扁鹊画像

急。扁鹊沉静地对他说："病人的脉搏照常跳动，你不必大惊小怪！不出三日，他就会康复的。"果然过了两天半，赵简子就醒过来了。

切脉诊病是扁鹊的首创。著名历史学家司马迁高度赞扬说："至今天下言脉者，由扁鹊也（现在用把脉来看病的方法，就是从扁鹊开始的）。"

中医知识点

望闻问切

中医诊病方法主要有望、闻、问、切四种。

望：指观气色、舌苔色。

闻：指听声息，闻气味。

问：指询问症状。

切：指切摸脉象。

望、闻、问、切合称"四诊"。

摸患者手腕部感知脉象，审察病情，俗称切脉，亦称脉诊、切诊。切脉，是中医师诊察疾病的重要手段，更是

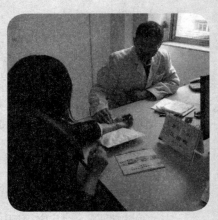

切脉

中医师辨别疾病的"拿手好戏"。

切脉是我国最早创用的诊断技术。古代有三部九候的遍诊法，即人迎、寸口、趺阳三部诊法。后世则以寸口诊法为主。寸口诊法就是中医师切按患者的腕部，借以观察脉象变化，辨别脏腑功能盛衰、气血津精虚滞的一种方法。

经验丰富的中医师，通过三根手指切按病人手腕处，就能相当准确地判断出患者患病的部位和性质，推测疾病的发展和可能产生的结果。

2. 华佗的故事

华佗简介

华佗，字元化，东汉末年著名的医学家，与董奉、张仲景并称为"建安三神医"。华佗因不听从曹操征召而被杀，所著医书没能流传下来。

华佗医术全面，尤其擅长外科手术，精通内、妇、儿、针灸各科。

创制世界上最早的麻醉药——"麻沸散"

最早发明麻醉药的，就是名医华佗。当时的药名叫"麻沸散"。

东汉末年，战争频繁，士兵和老百姓受伤或有病的很多。那时没有麻醉药，每当进行剖腹、截肢手术时，伤病者忍受不了手术的痛苦，呼爹喊娘的惨状使人目不忍睹！

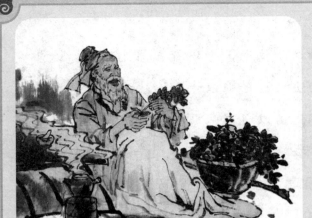

华佗画像

华佗为了减轻伤病者的痛苦，想了许多办法，做了不少试验，总是收不到预期的效果。但他没有灰心，继续摸索。

有一次，华佗为一个患烂肠痧（shā）（类似现在的阑尾炎）的病人进行剖腹治疗。由于病情严重，前后忙了好几天，才把手术做好。手术做好后，华佗累得筋疲力尽。为了解除疲劳，他叫夫人打了一斤酒，炒了两个菜，自斟自饮起来。谁知华佗因劳累过度又加上空腹多饮了几杯，一下子喝了个酩酊（míng dǐng）大醉（醉得迷迷糊糊的）。这可把他的家人吓坏了！就用扎银针的办法进行抢救。可是华佗一点反应都没有，好像失去了知觉似的。他的家人急坏了！随手摸摸脉搏、按按心窝，跳动得都还正常。这才明白华佗是喝醉了。

华佗醉酒，家人用银针抢救他没有任何反应，这只是传说。其实在《黄帝内经》明确指出的针灸禁忌中，就有大醉（之人）不可针刺，大怒（之人）不可针刺，大劳（之人）不可针刺，大饥（之人）不可针刺等。

过了两个时辰，华佗醒了过来。他的夫人把刚才他醉后给他扎针的经过讲了一遍。华佗听了甚为惊奇：为什么给我扎针我不知道呢？难道说，喝醉酒能使人麻醉而失去知觉吗？

　　第二天，华佗对他的夫人说："今天我再喝醉酒试验一下，你再给我扎针，看看我有没有感觉。"试验结果为刚开始扎针还是没有知觉，后来肌肉打哆嗦，最后才知道有点痛了。就这样，反复地试验了多次，华佗得出了酒有麻醉人的作用的结论。后来动手术时，华佗就叫病人先喝酒来减轻痛苦。可是有的手术时间长，刀口大，流血多，光用酒来麻醉还是不能解决问题。

　　有一次，华佗到乡下行医，碰到一个患奇怪病症的人：病人瞪着眼，牙关紧闭，口吐白沫，双手紧握，睡在地上不能动弹。华佗上前看看神态，按按脉搏，摸摸额头，一切正常。又问病人过去有过什么疾病，病人家属说："他身体非常健壮，什么疾病都没有。就是今天他误吃了几朵臭麻子花（即曼陀罗花，又名洋金花、大喇叭花），才得了这种病的。"

　　华佗听了病人家属的介绍，忙说道："快找些臭麻子花给我看看。"

　　病人家属连忙把一棵连花带果的臭麻子花送到华佗面前。华佗接过臭麻子花闻了闻，看了看，又摘了朵花放在嘴里尝了尝。顿时觉得头晕目眩，满嘴发麻："啊，好大的毒性呀！"

　　华佗摸清了病人得病的原因，就对症下药，用解毒的药物把病人救了过来。华佗临走时，什么也没要，就要了一捆连花带果的臭麻子花背着走了。

　　从那天起，华佗又开始对臭麻子花进行麻醉试验，他先尝叶，后尝花，然后再嚼果和根。试验下来，臭麻子花的果麻醉效果最好。华佗又到处走访了好多医生，收集了一些有麻醉作用的药物，经过多次不同配方炮制（炮制：本指用中草药原料制成药物的过程。后引申为编造、制订，含贬义），终于把麻醉药试制成功了。他又发现，把麻醉药和热酒配制，麻醉效果更好。因此，华佗就给它起了个名字叫"麻沸散"。

华佗制成麻沸散的消息很快传遍了各地。"有了麻沸散，治病如神仙"，这话可一点也不假。自从制成麻沸散以后，给病人做手术时，华佗都先让病人喝麻沸散，病人失去知觉后，再开刀动手术。这样，病人就减少了痛苦。

可惜的是华佗的麻沸散自他死后就失传了。后据考证，麻沸散以曼陀罗花为主，加生草乌、全当归、香白芷、川芎、炒南星等配制而成。

创制养生保健操——"五禽戏"

一次，华佗看到一个小孩抓着门闩来回荡着玩耍，便联想起"户枢不蠹，流水不腐（经常转动的门轴不会遭虫蛀而腐烂，流动的水不会发臭。比喻经常运动的东西不易受侵蚀）"的道理。

华佗想，人的大多疾病都是由气血不畅和瘀寒停滞引起的，如果人体也像"户枢"那样经常活动，岂不就能保持气血畅通而不容易生病了？

于是，华佗有时间就专心致志地研究锻炼身体的方法，参照当时古人锻炼身体的"导引术"（导气、引体，锻炼身体的一种养生方法），不断琢磨改进，模仿虎、鹿、熊、猿、鸟五

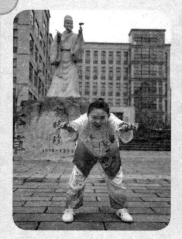

五禽戏 虎扑

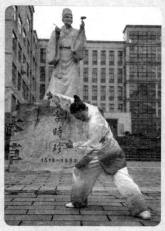

五禽戏 鹿抵

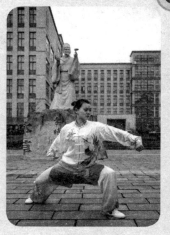

五禽戏 熊晃

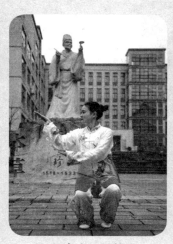

五禽戏 猿摘

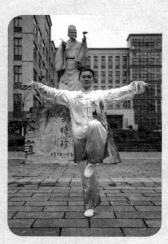

五禽戏 鸟飞

种动物的动作，创制了养生保健操——"五禽戏"。

当时有个叫吴普的人，跟随华佗学医。吴普家里非常富裕，是养尊处优、整天无所事事的阔少爷。有一次，他跟着华佗到山上去采药，回到家就病倒了。华佗去给他看病，一摸脉，才知道他什么病也没有，只是由于长期不从事劳作，上山采药一时劳累而已。

华佗说："人要想身强体壮，减少疾病，延年益寿，最有效的办法是劳动锻炼。"吴普听了说："难怪师父身体这么好，原来是有养生秘诀的。师父，你能把这秘诀教给我吗？"

华佗说："当然可以，我教你的是'五禽戏'。这五禽戏实际上就是模仿五种动物的活动方式进行锻炼：一是虎，按虎的动作锻炼四肢；二是鹿，按鹿的动作锻炼颈部；三是熊，按熊的动作锻炼腰椎；四是猿，按猿的动作锻炼关节；五是鸟，按鸟的动作锻炼胸腔。"

吴普得到了华佗的传授，于是天天练了起来，练呀，练呀，把身体锻炼得由弱变强，活了将近一百岁。他把五禽戏又传给了许多人，让大家都能健康长寿。

华佗为关羽"刮骨疗毒"

有一次，关羽在战斗中被毒箭射中右臂，士兵取出箭头一看，箭毒已经渗入骨头，病情危重。

华佗听说后，亲自来到关羽的军帐中给关羽疗伤。关羽问他怎么治疗，华佗说："要立一根柱子，柱子上吊一个圆环，把你的胳膊套进环中，用绳子捆紧固定，再遮住你的眼睛以免你看了害怕。"

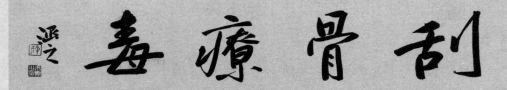

关羽笑着说："我视死如归，有什么怕的？不用捆。"然后吩咐设宴招待华佗。关羽喝了几杯酒就与人下棋，同时把右臂伸给华佗让他施行手术。

华佗切开皮肉，用刀刮骨，声音嚓嚓作响，在场的人都吓得用手捂着眼不敢观看。关羽却一边喝酒一边下棋，谈笑风生。一会儿的工夫，流下的污血把一个大盆都装满了。骨头上的毒刮完后，关羽笑着站起来说："我的胳膊伸展自如，像从前一样。华佗先生，您真是神医呀！"

华佗无奈火烧《青囊书》

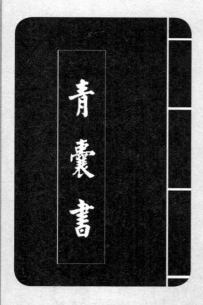

青囊書

曹操有一个老毛病，就是头疼病，疼起来真要命。曹操知道华佗医术好，于是叫华佗来给他看头疼病。

华佗给曹操诊治后说："您这个头疼病时间已经太久了，用药效果不好，得做手术。"

曹操问："先生要怎么样替我做手术呢？"

华佗说："就是让我用斧头劈开你的脑袋，然后替你去除病痛。"

曹操一听大怒："用斧头劈开我的脑袋，你这不是要加害于我吗？"

于是曹操对华佗怀恨在心，并且把他强留在身边，为自己治病。华佗心系天下百姓，不愿意侍奉权贵，于是找了个机会对曹操说："刚刚得到家信，所以想暂时回家一趟。"

到家后，华佗推托妻子有病，多次请求延长假期不回去。曹操多次用书信召唤，又下命令要县里将华佗抓回来。华佗还是不上路。

曹操很生气，派人前往华佗家里，把他抓到了许昌，严刑拷打。

一个叫荀彧的官员替华佗求情："华佗的医术确实高明，关系着人的生命，应该包涵宽容他。"

曹操说："不用担忧，天下医术高明的人多着呢，哪里会只有华佗这样一个无能鼠辈？"说罢，继续严刑拷打华佗，最后将奄奄一息的华佗扔进了监狱。

华佗临死前，拿出一卷医书给看守监狱的人，说："这书可以用来救活生病的人。"看守监狱的人害怕曹操怪罪不敢接受，华佗也不勉强，向看守监狱的人讨来火，把书烧掉了。

华佗死后，曹操的头疼病没有去除。曹操说："华佗本来能治好我的病的。这小子有意拖延，不加根治，想借此来抬高自己的地位，即使我不杀掉这小子，他也终究不会替我完全治好的。"直到后来曹操的儿子曹冲病危，曹操这才感叹地说："我后悔杀了华佗，要是他在，我这个儿子就不会死了。"

传说华佗烧掉的就是他所著的《青囊书》。明代罗贯中在《三国演义》中写道：华佗的医术高明得像长桑君一样，能够像看穿墙壁另外一边的事情一样看清病情。可惜的是他人去世了，著作也没有流传，后来的人不会再见到他的《青囊书》这本医书了。

✿ 中医知识点

麻沸散

华佗发明的"麻沸散"是世界上最早的麻醉剂。华佗采用酒服"麻沸散"的方法施行腹部手术，开创了全身麻醉手术的先例。这种全身麻醉手术，在中国医学史上是空前的，在世界医学史上也是罕见的创举。

五禽戏

五禽戏准确说应该叫"五禽拳""五禽操"。这里的"五禽"实际上指的是"四兽加一禽"，即虎、鹿、熊、猿、鸟。这套拳，是模仿上面五种禽、兽的动作，使身体得以舒展，气血得以贯通，从而达到养生健体的目的。

近年来，五禽戏作为康复医疗的一种手段，已广泛应用于中风后遗症、风湿性关节炎、类风湿性关节炎、骨质增生、不完全性脊髓损伤等患者的辅助治疗。

1982 年 6 月 28 日，我国卫生部、教育部和体育运动委员会发出通知，把五禽戏等中国传统健身方法作为在医学类大学中推广的"保健体育课"的内容之一。

2003 年，国家体育总局把重新编排后的五禽戏等健身方法作为"健身气功"的内容向全国推广。

《青囊书》

也有传说说当初《青囊书》被烧一半时被抢出。后人根据这一半残缺的书重新补充完成了《青囊书》。因为《青囊书》记录了华佗精湛的医技，所以，后来也用"青囊"作为中医的代名词。

华佗再世

华佗被后人称为"外科圣手""外科鼻祖"。因其医术高超，后人常用"华佗再世""元化重生"称誉有杰出医术的医师。

3. 董奉的故事

董奉简介

董奉（公元220年—280年），又名董平，字君异，三国时期东吴名医。

千载杏林源董奉

东晋葛洪《神仙传》记载：三国时期，吴国有一位医生，名叫董奉，家住庐山。他常年为人治病，却不接受别人的报酬。得重病的人，他治好后，就让病人在他家旁边的地里种植五棵杏树；病情不重的人，他治好后，就让病人种植一棵杏树。这样十几年以后，杏树就有十多万棵了。春天来临，董奉眺望杏林，仿佛绿色的海洋。他感到十分欣慰，就在林中修了一间草屋，住在里面。

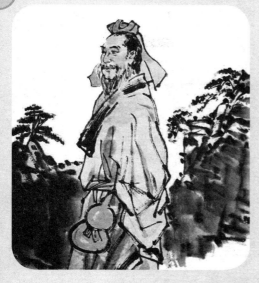

董奉画像

待到杏子熟了的时候，他对人们说，谁要买杏子，不必告诉我，只要装一盆米倒入我的米仓，便可以装一盆杏子。董奉又把用杏子换来的米救济贫苦的农民。后来人们在董奉隐居处修建了杏坛、真人坛、报仙坛，以纪念董奉。

董奉去世后，"杏林"的故事一直流传了下来。元代的书画家赵孟頫（fǔ）病危，当时的名医严子成给他治好后，他特意画了一幅《杏林图》送给严子成。明代名医郭东就模仿董奉，住在山下，种杏千余株。清代的郑钦谕（qīn yù），其庭院也设杏圃（pǔ）（园子），病人馈赠的东西也多用于接济贫民。

中医知识点

杏　林

根据董奉这个传说，人们便借用"杏林"代称"中医药"。用"杏林春暖""杏林春满""杏林满园""誉满杏林"或"杏林高手"等来赞扬医生的高明医术和高尚医德。

4.苏耽的故事

苏耽简介

苏耽，传说中的仙人，又称"苏仙公"。相传他成仙飞升前留给母亲一个柜子，轻敲柜子，柜子口就会吐出米等一天所需要的东西。后来他的母亲想看个究竟，就撬（用杠棒或尖利的工具借助支点拨动或挑起、挑开东西）开了柜子，从柜子中飞出两只白鹤，从此柜子就再也不吐东西了。

橘井泉香起苏耽

东晋葛洪《神仙传》记载：苏耽在汉文帝的时候受天命为天仙，天上的仪仗队降落在他家迎接他。

苏耽在辞别母亲时告诉母亲说："明年天下将流行瘟疫，但是不要怕，我们家庭院中的井水和橘树能够治疗这个瘟疫。患瘟疫的人，你给他井水一升、橘叶一枚，吃下橘叶、喝下井水，就能治好病了。"

第二年，果然像他所说的那样暴发了瘟疫，前来求取井水、

橘井泉香

橘叶的病人很多都被治愈了。于是中医学史上就有了"橘井泉香"的典故。

中医知识点

橘 井

因为苏耽这个传说故事，后来"橘井"也作为一个典故，成了中医学的代名词。

5. 张仲景的故事

> **张仲景简介**
>
> 张仲景，名机，字仲景，东汉末年著名医学家，被后人尊称为"医圣"。

张仲景坐堂看病

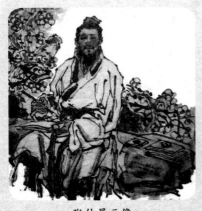

张仲景画像

相传张仲景曾在长沙做太守，但他当官后还不忘给病人看病。由于他是个大官，在当时不能随便进入老百姓家，不能随便接近普通老百姓，这给他看病带来了麻烦。

怎么办呢？张仲景想出一个办法，择定每月初一和十五两天，大开

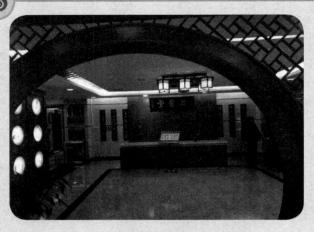

坐堂（名医堂）

^{yá}衙门，不问政事，让有病的群众进他的衙门大堂来看病。他堂堂正正地坐在大堂之上，挨个仔细给病人治病。时间久了，便形成惯例。每逢初一、十五，他的衙门前就聚集了许多来自四面八方的病人等候看病。为纪念张仲景，后来人们就把医生坐在药铺里给病人看病称为"坐堂"，医生则称"坐堂医生"。

饺子的由来

东汉末年，各地灾害严重，很多人身患疾病。有一年当地瘟疫盛行，张仲景在衙门口垒^{lěi}起大锅，舍药救人，深得长沙百姓的爱戴。

张仲景年老回到家乡后，看到很多百姓由于穷苦而受寒，耳朵都冻烂了，他心里非常难受，决心救治他们。于是他仿照在长沙的办法，叫弟子在南阳东关的一块空地上搭起医棚，架起大锅，在冬至那天向穷人舍药治伤。

张仲景的药名叫"祛寒娇耳汤"，是用羊肉、辣椒和一些祛寒药材在锅里熬煮，煮好后再把这些东西捞出来切碎，用面皮包成耳朵状，称为"娇耳"，再下锅煮熟后分给耳朵冻伤的病人。

每人两只娇耳、一碗汤。病人吃下后浑身发热，血液通畅，两耳变暖。一段时间后，烂耳就好了。

张仲景舍药一直持续到大年三十。到大年初一时，人们庆祝新年，也庆祝烂耳康复，就仿"娇耳"的样子制作过年的食物。人们称这种食物为"饺耳""饺子"，在冬至和大年初一时吃，以纪念张仲景开棚舍药和治愈病人的事迹。传说我们现在吃的"饺子"就是这样来的。

张仲景断言王粲(càn)有病

有一次张仲景到洛阳一带行医。当时文学史上号称"建安七子"（孔融、陈琳、王粲、徐干、阮瑀(ruǎn yǔ)、应玚(yáng)、刘桢(zhēn)）之一的王粲（字仲宣），是"七子"中成就最高的诗人。他和张仲景交往密切。在接触中，张仲景凭自己多年的行医经验，渐渐发现这位仅有二十几岁的诗人身体中隐藏着可怕的疾病——麻风病。

于是他就对王粲说："你已经患病了，应该及早治疗。不然，到了四十岁眉毛就会脱落，半年后就会死去，现在服五石汤，还可挽救。"

谁知王粲听了很不高兴，自认文雅、高贵，身体又没什么不舒服，便不听他的话，更不吃药。过了几天，张仲景又见到王粲，就问他："吃药了没有？"王粲骗他说："已经吃了。"张仲景认真观察了一下他的神色，摇摇头，严肃地对王粲说："你并没有吃药，你的神色跟往时一般。你为什么讳疾忌医(huì jì)（怕人知道有病而不肯医治），把自己的生命看得这样轻呢？"可是王粲始终不信张仲景的话，到四十岁时他的眉毛果然慢慢地脱落，眉毛脱落后半年就死了。

张仲景治穷病

有一个叫李生的人找张仲景治病，他衣衫褴褛（lán lǚ）（衣服破烂）、骨瘦如柴。见了张仲景后，他怯（qiè）生生地说："大人，您是神医，求您可怜可怜我这个无依无靠的孤儿，给我看看病吧！"张仲景认真地给他检查后，肯定地说："你根本没有病。"

"我有病！我是穷病，请大人诊治！"李生声泪俱下地说。原来，李生父母双亡，他卖掉全部家产后才勉强安葬了父母，可现在地主又逼他还账。因此，他恳求张仲景为他开一剂灵丹妙药，医治他的"穷病"。

张仲景听了李生的哭诉，很久没有说话。他行医多年，治好的病人不计其数，但治穷病还是头一回。他让弟子给李生取了两个馍（mó），又沉思良久，写下了一个药方：白茅根，洗净晒干，塞满房屋。

李生看到这个药方后，十分纳闷，但又不好细问。他回到自己住的破庙后，就召集穷苦人家的孩子，到茅草地里刨（páo）起白茅根来。没过几天，他们就把村子附近的白茅根都刨完了。李生住的那个破庙，里里外外都被白茅根塞得满满的。

这年冬天，洛阳一带没下一片雪。第二年春天，也没下一滴

雨，空气干燥，疫病蔓延
（扩散）。张仲景来到李
生所住的村子，为穷苦百
姓看起病来。

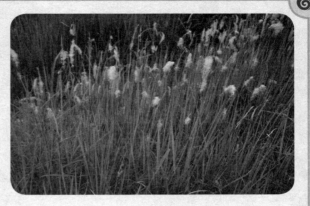

màn yán

白茅

张仲景开的方子里都
少不了白茅根，少则三钱，
多则一两（"两"和"钱"
都是中国旧计量单位，1两 = 10钱，1两相当于现在的50克。
以下不再一一注释）。其他医生见张仲景用此药，也都暗中效仿。
这样，没过多久，白茅根便成了奇缺的金贵药材。药铺里卖断了
货，张仲景就介绍他们去李生那里购买。李生见穷人来买，就少
收或不收钱；见富人来买，就高价出售。

这场瘟疫过去后，李生大赚了一笔。他用这笔钱到京城买回
粮食，分发给穷苦百姓。因为李生为乡亲们办了好事，乡亲们纷
纷过来，合力帮他修了一间茅屋。从此，李生有了自己的住处，
过上了安稳的生活。

李生感念张仲景恩德，更惊叹他的先见之明，便问张仲景是
如何判断出会发生疫情的。张仲景不慌不忙地说出了其中的道
理：原来他根据一冬无雪、天气干燥、百病杂生的现象，推测来
年春天瘟疫定会流行。而那荒郊野生的白茅根有清热、消瘀、通
小便的功能，正是治瘟疫的良药。

中医知识点

医　圣

张仲景因医术高超，被后人尊为"医圣"。又因其著作《伤寒杂病论》记载了300多种治病方法及100多首药方，对中医方剂学有重大贡献，所以后人称他为"医中之圣，方中之祖"。

6. 孙思邈的故事

孙思邈简介

孙思邈，唐代医药学家，被后人尊称为"药王"。

孙思邈用葱管导尿

孙思邈是唐代著名医药学家，他非常提倡医德，强调医生要时刻为病人着想。

一次，有位尿闭症的病人找到他，痛苦异常地说："救救我吧，医生。我的肚子胀得实在难受，尿脬（膀胱，人体内储存尿的器官）都快要胀破了。"孙思邈见他腹部像一面鼓一样高高隆起，双手捂着肚子，呻吟不止。

孙思邈想："尿流不出来，大概是排尿的口子不通。尿脬盛不下那么多尿，吃药恐怕来不及了。如果想办法从尿道插进一根管子，

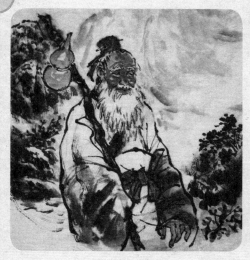

孙思邈画像

尿也许就能排出来了。"可是，尿道很窄，到哪儿去找这种又细又软、能插进尿道的管子呢？正为难时，他忽然看见邻居家的孩子拿着一根葱管吹着玩。孙思邈眼睛一亮，自言自语道："有了！葱管细软而中空，我不妨用它来试试。"

于是，他找来一根细葱管，切下尖头，洗净消毒后小心翼翼地插入病人的尿道，并像那小孩一样，鼓足两腮，用劲一吹，果然，病人的尿液从葱管里缓缓流了出来。待尿液放得差不多后，他将葱管拔了出来。病人这时也好受多了，直起身来，连连向孙思邈道谢。

可以说，在医学史上，孙思邈是世界上第一个发明导尿术的人。

孙思邈"引线诊脉"

看过《西游记》的小朋友应该记得，孙悟空为朱紫国国王"悬

引线诊脉

丝诊脉"治病的故事。传说中，孙思邈也曾用过同样的方法为人治病。

唐太宗李世民的长孙皇后怀胎已十多个月却不能生出小孩，反而患了重病，卧床不起。虽经不少太医医治，但病情一直不见好转。唐太宗为此每日忧愁，坐卧不安。经大臣徐懋功推荐，唐太宗将孙思邈召进了皇宫。但是，在中国古代有"男女授受不亲（男女不能有肌肤接触的事情发生）"的礼教，太医给宫内妇女看病，都不能够接近身边，只能根据别人的口述，诊治处方。孙思邈是一位民间医生，又穿着粗布衣衫，当然不能让他接近皇后的"凤体"。因此，他一面叫来了皇后身边的采女细问病情，一面要来了太医的病历处方认真审阅。根据这些情况，他加以分析研究，就基本掌握了皇后的病情。然后他取出一条红线，叫采女把线系在皇后的右手腕上，再将线的一端从竹帘拉出来，孙思邈捏着线的一端，在皇后房外施行"引线诊脉"。孙思邈依靠这根细线的传动，了解了病人脉搏的跳动，准确诊断出了皇后的病情，从而处方配药，治好了皇后的病。

孙思邈给唐太宗治心病

唐太宗在一次抵御外敌入侵的作战中，被敌军困于一座山头之上。他在山上的水潭饮水时，忽然发现水中有一条小蛇，但水已经被他喝下了。回朝之后，唐太宗越想越觉得恶心，进而呕吐，生了病。

宫中太医开了几服药，都没有效果。魏征只得请来孙思邈为唐太宗诊治。孙思邈见唐太宗面无病容，腹中并无异物。问清病因之后，孙思邈断定那条"蛇"只不过是唐太宗头上戴的龙纹玉饰，唐太宗低头喝水时，玉饰映在水中，随着水的波动，看起来像一个小蛇。加上唐太宗当时体困头晕，没看清，就以为自己喝水吞下了一条小蛇，从此成了心病。

于是孙思邈先给唐太宗开了安神之药，然后拿来唐太宗出征时戴的帽子，让人打来一盆水，再让唐太宗前来观看。唐太宗在盆里看见一个龙纹的倒影，恍然大悟，顿时消除了心中的疑惑，病也就痊愈了。

中医知识点

《大医精诚》

孙思邈特别注重医德的培养。他在所著的《备急千金要方·大医精诚》中明确指出：一个医生除了要有高明的医术外，还应该具备高尚的医德。医生要时刻为病人着想，把病人当作最亲的人来对待，全心全意地为病人服务。只有这样，才能称为"苍生大医"，才能成为百姓健康的守护神。

7.皇甫谧的故事
fù mì

❀ 皇甫谧简介 ❀

皇甫谧，西晋著名学者和医学家。

❀ 皇甫谧浪子回头成名医 ❀

皇甫谧从小过继给其叔父，跟着叔父叔母生活。他小时候顽劣异常，被村子里的人称为"小霸王"。一次，他将同窗"受气包"家枣树的树皮铲掉，使得枣树枯萎。之后，全村人看到他，都不理他了。他到二十岁时还不好好学习，终日游荡。叔母很是着急，于是将其赶出家门以作惩戒。但是皇甫谧并不当回事，去弄了些瓜果来哄叔母开心。叔母把这些瓜果扔在地上，对他说："你不读书，不懂道理，虽然你时不时采了果子给我吃，表面上是孝敬我，但我心中并没有感到安慰。"叔母接着说："难道是我和你叔父没能像古代的孟母那样，给你创造好的环境，也没给你做好榜样，教育好你吗？再说，你要明白修身立德、学习知识，受益的是你自己，和别人一点关系也没有。"叔母边说边流泪，皇甫谧深受感动。在叔母的教育下，皇甫谧终于浪子回头，刻苦学习，钻研医书，写出了医学名著《针灸甲乙经》，流传千古。

中医知识点

《针灸甲乙经》

《针灸甲乙经》是中国医学史上第一部针灸学专著。皇甫谧以《素问》《针经》（即《灵枢》）《明堂孔穴针灸治要》为依据，收集和整理大量古代针灸文献资料，对其进行归类，并删除其中重复的地方，最后编成《针灸甲乙经》。该书问世后，一直被视为学习针灸的必读书，日本早在奈良时代（公元710年—794年）就规定该书是医学教育必读教材，可见这本书的影响有多大。

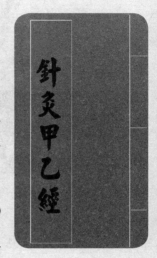

8. 李时珍的故事

❧ 李时珍简介 ❧

李时珍是我国明代伟大的医药学家，他编写的《本草纲目》到现在仍然被中医学界广泛地应用。

❧ 李时珍重编本草 ❧

李时珍出生于医学世家，他的父亲和爷爷都是名医，因此李

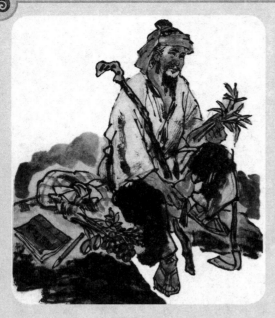

李时珍画像

时珍从小便对医学很感兴趣，后来也当上了医生。

李时珍在父亲的指导下阅读了大量医学书籍，给人看病时也积累了不少临床经验。他发现医药书籍中记载的很多药材确实能够医治疾病，但是也有很多药材因为资料不全，不但不能有效治疗病痛，甚至还会加重病情。李时珍还发现，即使是同一种药物，在不同的医书中，其说法也各不一样，存在各种错误的记载。因此，李时珍开始对药物研究产生了兴趣，并决定编修一本新的药物书籍，纠正原有的错误，供人们学习使用。

为了不再犯前人的错误，李时珍决定四处游历，进行实地考察。李时珍不畏艰险，长途跋涉，有时为了研究清楚一味草药的药性，多次亲自尝试以了解药性。

为了解曼陀罗的毒性和找出相应的解药，李时珍不止一次亲自尝吃曼陀罗，一次不能得出结论，就多次分不同量试吃，再根据自己的经验用药物进行解毒。最后，李时珍不但了解了曼陀罗的毒性，还找到了解曼陀罗毒性的解药。

李时珍不惧生命之危，亲自尝百草，最终写出《本草纲目》，造福后世。

🕮 中医知识点

《本草纲目》

为编写《本草纲目》，李时珍前后共花了几十年时间，将稿件修改了多次才最终完成。《本草纲目》，采用"目随纲举"（按自然属性把药物分为 16 部 60 类，部作为主干，类作为从属，条理分明）编写体例，故以"纲目"命名。

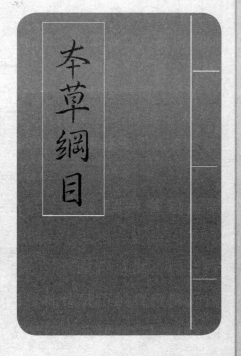

《本草纲目》共五十二卷，五至五十二卷收药 1892 种，附图 1109 幅。对每一味药物的属性、功用等做了介绍，并附有该药物的方剂，以治疗相应疾病。《本草纲目》为本草学集大成之作，刊行后，很快流传到朝鲜、日本等，先后被译成日、朝、拉丁、英、法、德、俄等多种文字。

☷ 9. 王惟一的故事

❧ 王惟一简介 ❧

　　王惟一，北宋名医。

☙ 王惟一创制针灸铜人 ☙

　　北宋时，针灸学非常盛行，但有关针灸学的古籍脱简（缺页）、错讹（错误）很多，用以指导临床，往往会出现不应有的差错事故。根据这些情况，王惟一及其同行，产生了统一针灸学的念头及设想，并多次上书仁宗皇帝，请求编绘规范的针灸图谱及铸造标有十二经循行路线及穴位的铜人，以统一针灸各家之说。得到仁宗皇帝允许后，王惟一亲自设计铜人，从塑胚、制模至铸造的全部过程，他都和工匠们生活在一起，工作在一起，攻克了无数技术难关，终于在公元 1027 年铸成了两座针灸铜人。铸成后，仁宗皇帝赞不绝口，下令把一座铜人放在医官院，让医生们学习参考，并让史官把这件事作为一件大事，写入史册。这时，王惟一又将自己编绘的《铜人腧穴（人体上穴位的总称）针灸图经》献给仁宗皇帝，以作为铜人的注解。仁宗皇帝看后，非常高兴，又下了一道命令将图经刻在石碑上，流传后世。

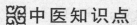中医知识点

针灸铜人和《铜人腧穴针灸图经》

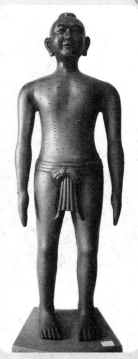

针灸铜人和《铜人腧穴针灸图经》，在当时的医疗教学和医官考试中起了很大的作用，为统一和发展我国针灸学做出了很大贡献。王惟一把很多有关针灸学的著作，去伪存真地进行了归纳、整理，将经络、穴位直观地标注在铜人上，便于学医的人学习使用，推动了中医针灸学的发展。

针灸铜人

10. 钱乙的故事

钱乙简介

钱乙，宋代著名医学家，擅长儿科。

六味地黄丸——钱乙献给小朋友们的爱

有一次，钱乙和他的弟子正在为患者治病，有位大夫带了一个钱乙开的儿科方子来"讨教"。他略带嘲讽地问："钱太医，按张仲景'金匮要略八味丸'，有地黄、山药、山茱萸、茯苓、泽泻、丹皮、附子、肉桂。你这方子好像少开了两味药，大概是

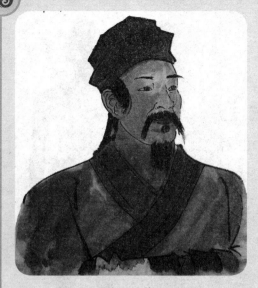

钱乙画像

忘了吧？"钱乙笑了笑说："没有忘。张仲景这个方子是给大人用的。小孩子阳气足，我认为可以减去肉桂、附子这两味益火的药，制成六味地黄丸，免得孩子吃了过于暴热而流鼻血，你看对吗？"这位大夫听了，连声道："钱太医用药灵活，酌情变通，佩服佩服！"钱乙的弟子赶紧把老师的话记了下来，后来又编入《小儿药证直诀》一书。就这样钱乙所创制的"六味地黄丸"流传了下来。可以说六味地黄丸是钱乙献给孩子们的爱。只不过曾经的小儿用药，现已成为滋阴补肾的常用药。

中医知识点

幼科之鼻祖

钱乙被尊称为"儿科之圣""幼科之鼻祖"，他所著的《小儿药证直诀》对后世影响极大。

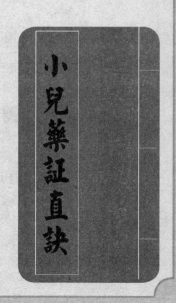

小兒藥証直訣

🔖 11. 叶天士的故事

❧ 叶天士简介 ❧

叶天士，名桂。江苏吴县人，清代著名医学家，四大温病学家之一。

叶天士信守"三人行必有我师"的古训，不管什么人，只要比自己有本事的，他都希望拜之为师。他的老师中有长辈、有同行、有病人，甚至还有和尚。他先后求教过的名医，就有十七人。

改名换姓学针术

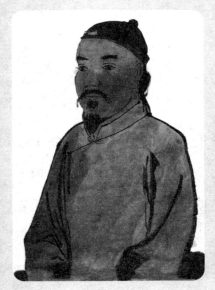

叶天士画像

山东有位姓刘的名医擅长针术，叶天士想去学但没人介绍。一天，那位名医的外甥赵某因为舅舅治不好他的病，就来找叶天士。叶天士专心诊治，几帖药就把他的病治好了。赵某很感激，同意介绍叶天士去向他的舅舅学针术。

于是，叶天士改名换姓去拜赵某的舅舅为师，在刘医生那里虚心谨慎地学习。一天，有人抬来一个神志不清的孕妇。刘医生诊脉后推辞不能治。叶天士仔细观察，发现孕妇是因胎儿不能顺利生出来而痛得不省人事，就取针在孕妇脐下刺了一下，叫人马上抬回家去。到家后胎儿果然顺利产下。刘医生很惊奇，详加询问才知道这个徒弟原来是大名鼎鼎 dīngdīng（指名气很大）的叶天士，心中很感动，就把自己的针术全部传授给了他。

叶天士赛过叶天士

有一次，一位上京应考的人路过苏州，因每天都感到口渴而请叶天士诊治。叶天士帮他把脉，问了病情，诊断他是内热太重，得了消渴病（就是现在的糖尿病），应该活不到一百天了，于是劝他不要赶考。但病人应试心切，仍然北上赶考。走到镇江，他听说有个老僧能治病，就赶去求治。老僧的诊断和叶天士的诊断一模一样。不同的是，叶天士拿不出治疗办法，而老僧却告诉赶考的人说，你坚持每天吃梨，口渴了吃梨，肚子饿了也吃梨，这样坚持吃一百天，病就会好了。

病人按嘱咐每天吃梨，果然一路平安无事，而且还考取了功名。回家途中，病人在苏州又遇见叶天士，便把经过一五一十地说了。叶天士知道老僧的医术比自己高明，就改名为张小三到庙里拜老僧为师。他每天起早贪黑，除挑水、砍柴等外，就挤时间精心学医。老僧见他勤奋好学，很喜欢他。每次出诊，必带他一起去。经过三年的刻苦学习，叶天士把老僧的医术全部学到了手。

有一天，老僧对叶天士说："张小三，你可以回去了，凭你现在的医术，可赛过江南的叶天士了。"叶天士一听便跪下承认自己就是叶天士，老僧很是为他的求学精神感动。

不摆架子赞同行

叶天士母亲患病，他总治不好，又遍请城内外名医，也不见效。他便问仆人："本城有无学问深而无名气的医生？"仆人说："后街有个章医生，常夸自己医术比你高明，但请他看病的人却很少。"叶天士吃惊地说："出此大言，当有真才实学，快请来！"仆人请章医生时说："太夫人病情危急，主人终夜拿不定主意，口中反复念着'黄连'。"章医生到叶天士家诊视老太太后，仔细看过叶天士开过的药方，很久才说："用药和病症是吻合的，按道理应该产生效果。但这个病因为有热邪聚集在内脏中，所以药里面必须加黄连。"叶天士一听便说："我早就想用黄连，但母亲年纪大，恐怕会对身体有不利的影响。"章医生说："从老夫人的脉象看，体内有热，但是身体正气稳固，从对症下药角度来说，用黄连有什么不行呢？"叶天士很赞同，结果只用了两剂药，他母亲的病就好了。此后，叶天士逢人便说："章医生医术比我高明，可以请他看病。"

🔖中医知识点

三人行，必有我师

叶天士认为"学问无穷，读书不可轻量也"。虽然他享有盛名，但时时手不释卷，体现了学无止境的进取精神。后人称赞他"没有哪天不读书的"。无论是叶天士的医学素养还是治学态度，都值得后人学习。特别是他虚怀若谷、谦逊好学的美德是后世医者的光辉典范。

叶天士论学医

叶天士临终前告诫他的儿子说："医术这门手艺，关乎人命，不是哪个想学就能学的。要学习这门技艺，必须天资聪慧，且还得用心研究前人医书，只有这样，才能学成医技而救人。如果不这样，马马虎虎地学，马马虎虎地医治，那学医就跟杀人差不多。我死后，我的子孙如果要学医、从医，一定要仔细考虑清楚才行。"这体现了叶天士对学医的谨慎和认真。

器 12. 悬壶济世的传说

> ❧ 费长房、壶翁简介 ❧
>
> 费长房：东汉时方士，学医于壶翁。传说他会缩地术，能使远隔千里的人相见。
>
> 壶 翁：传说中的仙人，精通医术。

❧ 费长房遇壶翁 ❧

《后汉书·方术列传》记载着这样一个传说：东汉时有个叫费长房的人，偶见街上有一卖药的老翁，身上悬挂着一个葫芦卖丸散膏丹。卖了一阵，街上行人渐渐散去，老翁就悄悄钻入葫芦之中。费长房看得真切，于是买了酒肉，恭敬地拜见老翁。老翁见费长房诚心求学，便收他为徒，将自己的医术传授于他，后来费长房便成为当时的名医。他为了纪念老翁，行医时总将葫芦背在身上。从此以后，郎中行医，便用葫芦当招牌，人们也因此把葫芦当作医生的标志。

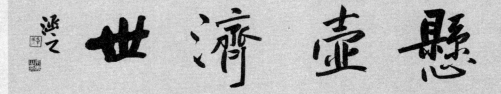

中医知识点

悬壶济世

古代中医（特别是药店）常用葫芦作为标志。成语"悬壶济世"中的"壶"，指的就是葫芦。有个俗语叫"不知道他葫芦里卖的什么药"，意思是不知道他的真正意图是什么。这个俗语也是来自这个中医传说。

第二章　名篇名著篇

第一节 从《大医精诚》看古代医家的医德

昭 1. "大医精诚"——孙思邈的医德观

孙思邈，唐代医药学家，被后人尊称为"药王"。

《大医精诚》出自孙思邈《备急千金要方》，是中医伦理学的基础。《大医精诚》从"艺""德""体"三方面对医生提出了要求：医生要医术精湛，对待病人要像自己的亲人一样，而且不能贪图病人的财物，对待病人不论富贵贫穷，要一视同仁，认真治病。他的这些观点，得到后世医家的推崇。

《大医精诚》，被誉为是"东方的希波克拉底誓言（希波克拉底誓言为西方医学道德誓言）"。它明确指出，一名优秀的医

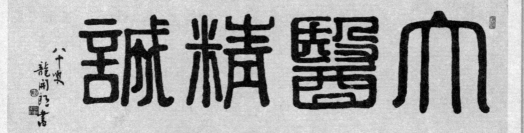

生，不仅要有精湛的医疗技术，还要具备良好的医德。这篇文章广为流传，影响深远。直到现在，中医院校仍用它作为医学誓言。

"医德"，就是医生的职业道德。孙思邈指出：凡是优秀的医生治病，一定要神志专一，心平气和，不可有其他杂念。要有一颗慈悲同情之心，决心解救人民于疾苦。如果患者前来求医，不要看他的地位高低、贫富及老少美丑，是仇人还是亲人，是一般关系还是亲密朋友，都应一样看待，像对待自己的亲人一样替他们着想。同时，医治时不能顾虑重重、犹豫不决，不能因考虑自身的利弊或爱惜自己的名誉而不敢诊治。见到对方因疾病而苦恼，应像自己生病了一样体贴他，从内心对病人有同情感。不躲避艰险，无论白天或黑夜，寒冷或暑热，饥渴或疲劳，都一心一意去救治病人，不装模作样，不能心里另有想法而嘴里借故推托。做到这些，就可以成为一名好医生。

孙思邈的这一论断，体现了古代医家注重医德和医术的统一、医德规范与医德实践相结合的医德医风宗旨。这对后世的医家们产生了很大的影响，他们纷纷用自己的实际行动来践行孙思邈的医德医风。

2. "生命不分贵贱"——范彬抗命救急症

明代黎澄《南翁梦录》载：有一个名医叫范彬，家中世代行医。范彬也因医术高超被陈英王任命为自己王府的太医令，掌管王府的医药卫生。按现在的话来说，也就是陈英王聘用的专职医

生、私人医生。

一天，一个农民来请范彬出急诊，告诉范彬他妻子生小孩难产，出血如流水，面色都发青了。范彬听后二话没说，拿着药箱就跟着他出了门。

刚出大门，正巧陈英王也派人来叫范彬去给陈英王的王妃看寒热病。范彬听后说："贵妃的病不算危急，现在有个民妇病危，随时会丧命，我得先赶紧去救她，一会再去给王妃看病。"

陈英王的使者生气地说："你居然要先去给民妇看病而不先给王妃看病。你要救别人的命，就不怕陈英王怪罪下来，自己会没命吗？"范彬说："我这样做也是实在没有办法，若不去抢救民妇，那民妇就会死去，一个家庭就完了。至于我这条小命，全寄托在陈英王身上，如果侥幸得以免死，我愿承担全部罪责。"说完，他便头也不回地去抢救民妇了，民妇也在他的救治下活了过来。

事后，范彬回来拜见陈英王。面对陈英王的责问，范彬只好把事情的经过和自己的想法向他诉说了一遍。陈英王听后，不但没有生气，反而高兴地说："你真是一位贤良的医生啊！既有高明的医术，又有仁慈的爱心，能体贴我的黎民百姓，这正是我所希望的呀！"

范彬冒死救活了民妇，实在难能可贵！其高洁的医风，正体现了"医乃仁术"。

"医乃仁术"出自《孟子·梁惠王上》："无伤也，是乃仁术也。""医乃仁术"，简单地翻译过来，就是说医术是一门充满仁爱的技术，需要从医者有一颗仁爱之心。

包括范彬在内的历代医家都以"医乃仁术"为行医宗旨。明代龚廷贤在《万病回春》中的"医家十要"中提出："一存仁心……二通儒道……三通脉理……四识病原……十勿重利。"这一切都提醒医生在任何时候都要坚持以人为本，要做到"仁"与"医"相结合，只有医患相互合作，才能构建和谐的医患关系。

在范彬的心目中，生命没有高低贵贱。作为一个医生，他所要做的就是抢救生命，别无他虑。元末明初的名医刘勉曾任太医，在他一生的医疗实践中，也把"不分贵贱，一视同仁"作为自己的信条。他常说："富裕的人我不贪图他的财物，贫困的人我不厌烦他们求我治病。"在等级森严的封建社会，古代医家崇尚这种把患者当作亲人式的医患关系，这体现了优良的医风，是十分可贵的。

3. "重义轻利，医德高尚"——赔钱医生唐介庵

清代黄凯钧所著的《友渔斋医话》记载有这样一个故事：乾隆嘉庆年间，浙江嘉善县的名医唐介庵，因善用中药大黄，被大家誉为"大黄先生"。他胸怀仁慈，性情厚道。他给穷人治病，只要请一次，下次就自己登门。他出诊时，经常带着纸墨笔砚和一些钱，为的是写药方时不再让病人向邻居求借笔墨等。对于实在贫穷的病人不仅不收费，他还会搭上药费。

有一个病人，深秋季节还睡在竹席上。唐介庵说："现在睡

竹席太冷，为什么不换上暖和些的草席呢？"那病人说没有钱买。唐介庵回到家里就派人送去了草席。

又有一个病人，依靠手艺生活，好不容易积攒了十两白银，怕人偷去，时常放在睡处。有一天发现白银不见了，由此忧愁得病，卧病在床。家人请唐介庵给他医治，竟毫无效果。后来，唐介庵了解了内情，就在自己衣袖里带去了十两白银，借诊病之机，悄悄放在病人枕头底下。早晨，病人发现白银还在，喜出望外，病也随之好了。

唐介庵为人治病，任劳任怨，不辞劳苦，还能舍药舍钱，救济贫苦病人，的确人品至上、医德高尚。

4．"处处为病人着想"——向病人"隐瞒"病情的何元长

清代吴德旋所著的《初月楼闻见录》记载了一个坚守职业操守的名医故事：何元长，身材高大，脸上长着红色的胡须，目光炯炯，看似威严，实则和蔼可亲，平易近人。

有些从远方来求医的病人，如果脉搏出现危象（重病将死），确诊为不治之症，何元长必然先用婉转的话安慰病人，等把病人送出门之后，再暗地里告诉病人的家属，说明实情，并且退回诊费："你们从远方来，如果告诉病人，必然给他造成精神压力而加速他死亡，所以只能告诉你们，你们也好有个准备。"至于贫寒的人家来看病，何元长唯恐患者家贫无力支付药费，也总是赠

送药品，以帮助病人恢复健康。

5."不做无良事，不做无良医生"——不卖假药的陈见三

《初月楼闻见录》还记载了一个坚持不卖假药的好医生：清代苏州名医陈见三，早些年到扬州行医，因其医术高超，求医者日渐增多，他的收入也随之增多，家业逐渐富裕起来。

可是，陈见三在行医过程中发现了一些不良现象：有些无良药商，常常卖假药坑害患者。对此，陈见三说："古人治病用药，都是医家亲自登山采集，药物全是真的，现在人们看病，都是到市场上去买药，药物真假难辨，所以医生按病处方有时疗效不佳，其原因跟药物不真有关系，而并不是医生医术差。"

为了排除假药对病人的不利影响，陈见三就在自己的住宅旁开设了一个药铺，亲自监督子弟经营管理，货真价实，诚信不欺。凡是来求诊的病人，都在此取药，所以疗效很好。如果遇到贫穷的患者，他便赠送药物分文不收。因此，扬州人对他越来越尊敬。陈见三一直行医到80多岁，才因年老多病不再应诊。

6."作风正派的君子"——不乘人之危的何澄

据宋代张杲所著的《医说》载：宋徽宗宣和年间，有一位读

书人，患病多年，多处求医不见好转，家里也因此贫困潦倒。有位叫何澄的医生，精通医术。患者的妻子把他请到家中，又领到隐蔽处说："我丈夫得病日久，家产早已变卖一空，已无法支付医药费，情愿用身体酬谢医生。"何澄听后，非常严肃地说："夫人怎么说出这样的话来？请你尽管放心，我尽力为你丈夫医治，使他痊愈，万万不能以这样的行为来谢我，如果这样做，就算没人来惩罚，也必有鬼神对我问罪。"经过何澄治疗，病人痊愈了，何澄最终没有收取一分钱。

7."立据作凭为病人"——血性汉子喻嘉言

喻嘉言，明末清初著名医家，著有《尚论篇》《医门法律》《寓意草》等。

有一个叫黄长仁的人生病十多天了，浑身发抖，手足冰凉。

先请来一个医生为他治病。这位医生认为他是劳累后又染上伤寒，病为寒中之寒，应该用大剂量的辛温药物生姜、附子等以祛寒邪。

于是这位医生处方开药，药煎成正要服用之际，喻嘉言赶到了。经过诊查，喻嘉言认为黄长仁并非寒证，而是热证，不应该用生姜、附子这样的辛温药，而应该用苦寒的承气汤攻热邪。

先前的医生不服，同喻嘉言争论起来。而黄长仁也认为自己是阴寒之证，坚持要吃先前的医生开的药。喻嘉言说："你的病已经到了危重阶段，事关重大，生死全在一药之间。如果你不相信我，不愿意吃我开的药，那我愿意立字据为凭，吃了我的药如果产生不良后果或医治不好你的病，我愿意承担任何风险。"

先前的医生很是不高兴，说："我医治伤寒三十多年，没有出过任何差错，更没立过什么字据，你真是杞人忧天（意思是毫无必要的忧虑和担心），竟然说病人吃了我的药病不但不会好，还会延误病情。"喻嘉言笑着说："我也不是要和你争辩，不过病人的病实在是已经很危重了，人命关天，你怎么能让他错服你的药而死呢？我愿承担责任，如让我用药，愿立据为凭。"黄长仁见喻嘉言很是心诚，于是用了他开的药，最后果然治好了病。

喻嘉言治病有胆有识，在与其他医生辨别疑似病症时，在病人犹豫不决时，敢于"立据"为凭，替病人承担风险，赢得病人信任，治好了重症，在医界留下了一段佳话。

——第二节 《伤寒论·序》——

《伤寒论·序》出自张仲景《伤寒杂病论》，它是《伤寒杂病论》的中心思想，是全书的宗旨和纲领。整篇文章简洁精练，文道兼备，是一篇流传千古的医学、医道、医德的教育名篇，对现实社会有着重要的警世作用。

张仲景在《伤寒论·序》中说：我每次读到《扁鹊传》中秦越人诊病的记载，都会激动地赞叹他才华出众。然而奇怪的是当今社会上的那些读书人，都去追求荣华权势，不重视医药，抛弃了养生的根本之道，完全是舍本逐末啊。过去我宗族的衰落令我感慨，族人因病无人救治而枉死令人悲伤，于是我勤求古训（勤奋研究前人的遗训），博采众方（广泛搜集医方），选用《素问》《九卷》（即《灵枢》）等书，并结合辨别脉象和辨别证候的体会，写成了《伤寒杂病论》一共十六卷。研读我这本书，即使不能全部治愈各种疾病，但或许可以根据书中的原理，在看到病症时就能知道发病的根源。如果能运用我编写的这本书的有关内容，那么，对于伤寒病的问题，大多数都能弄通并解决。

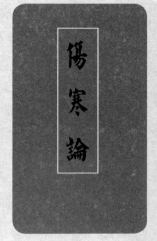

中医知识点

《伤寒杂病论》

张仲景所著《伤寒杂病论》确立的六经辨证体系及论治原则，是中医临床的基本原则，是中医的灵魂所在。《伤寒杂病论》的另一个突出贡献就是对中医方剂学的重大贡献，《伤寒杂病论》记载了300多种治病方法及100多首药方，所以后人称张仲景为"医中之圣，方中之祖"。

第三节 钱乙和《小·儿药证直诀》

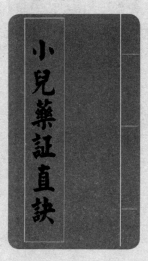

古代医家称小儿科为"哑科"，认为治小儿病最难。一是因为小儿脉象微弱很难摸到，诊察时又经常因害怕而哭泣，只靠诊脉的话很难辨别病证；二是因为小儿一会儿高兴而笑，一会儿悲伤而哭，变化无常，靠望神色也难以了解病情；三是有的小孩还不会说话，即便能说话，他所说的也不准确，所以靠问诊了解病情也难；四是小儿脏腑柔弱，病情转换很快，用药一旦不正确，就会使病情复杂化。

钱乙在行医过程中，也深感小儿病难治。为了攻克这道难关，他花了将近四十年的时间，总结了自己治小儿病的经验，写出了《小儿药证直诀》这部书，为我国儿科的发展奠定了坚实的基础。

中医知识点

《小儿药证直诀》

钱乙撰写的《小儿药证直诀》，是我国现存的第一部儿科专著。它第一次系统地总结了对小儿疾病的辨证施治方法，使儿科自此发展成为一门独立的学科。后人将其作为儿科的经典著作，把钱乙尊称为"儿科之圣""幼科之鼻祖"。

第四节　扁鹊和《难经》

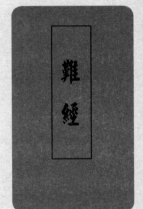

　　《难经》原名《黄帝八十一难经》，又称《八十一难》，是中医现存较早的经典医学著作。

　　关于《难经》的作者与成书年代历来有不同的看法，一般认为其成书不晚于东汉，内容可能与扁鹊有一定关系。《难经》之"难"字，有"问难"或"疑难"之义。

　　全书共八十一难，采用问答方式，探讨和论述了中医的一些理论问题，内容包括脉诊、经络、脏腑、阴阳、病因、病机、营卫、腧穴、针刺、病症等方面。

中医知识点

《难经》

　　《难经》和《黄帝内经》《神农本草经》《伤寒杂病论》一起，被称为中医四大经典著作，其寸口诊法，以及对奇经八脉、三焦和命门的论述均为后世所继承。

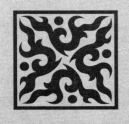

第三章　中医药经典术语篇

第一节　天人相应，天人合一

　　"天人合一"是中国文化很早就有的思想，汉代儒学思想家董仲舒把它发展为天人合一的哲学思想体系，并由此构建了中华传统文化的主体框架。

　　宇宙、自然是大天地，人则是一个小天地。人和自然在本质上是相通的，故一切人事均应顺应自然规律，达到人与自然的和谐。老子说："人法（效法）地，地法天，天法道，道法自然。"

　　《黄帝内经》主张"天人合一"，其具体表现为"天人相应"学说。《黄帝内经》反复强调人"与天地相应，与四时相副，人参天地（人效法于天地）"（《灵枢·刺节真邪》），"人与天地相参也"（《灵枢·岁露》《灵枢·经水》），"与天地如一"（《素问·脉要精微论》）。

　　《黄帝内经》认为"天"与"人"有着统一的本原、属性、结构和规律。

　　《黄帝内经》"天人相应"学说，可以从两方面来探讨：一是从大的生态环境，即天地（大宇宙）的本质与现象来看"天人合一"的内涵；一是从生命（小宇宙）的本质与现象来看"天人合一"的内涵。

第二节　人身小·天地

"人身小天地"出自清代石寿棠《医原》："以人言之，膈膜以上，肺与心与心包络，象天；膈膜以下，肝、胆、脾、胃、小肠、大肠、肾、三焦、膀胱，象地。"

中医认为，宇宙是个大天地，人身是个小天地，人的生命作用，与天地是一样的。《黄帝内经》把人身归纳为二十六个部分，都与天地的法则相配合。比方说：人的头是圆的，在整个人身的顶上，就跟天一样；而脚在下，就跟地一样；眼睛可比喻成天上的日月；七窍加下体二窍，恰如九州；人的喜怒，就如天地之雷电；等等。

总之，这是基于天人合一思想，以天地来研究人体生命的中医学的基本方法。

第三节　整体观

"整体观"就是看待事物要有统一性和完整性的眼光和想法。中医学非常重视人体本身的统一性、完整性及其与自然界的相互关系，认为人体是一个有机的整体，构成人体的各个组成部分之间在结构上不可分割，在功能上相互协调、互为补充，在病理上则相互影响。

人体与自然界也是密不可分的，自然界的变化随时影响着人体，人类在能动地适应自然和改造自然的过程中维持着正常的生命活动。这种机体自身整体性和内外环境统一性的思想即整体观。整体观是中国古代唯物论和辩证思想在中医学中的体现，它贯穿于中医学的生理、病理、诊法、辨证和治疗等各个方面。

中医治疗疾病十分强调整体观，如眼病不只从眼着手，还需从整体上看引起眼病的原因涉及哪些脏腑和经络，以及是否与外界的风、寒、暑、湿、燥、火相关。

第四节　阴阳互根

阴阳是中医重要的概念之一，也是中医所蕴含的哲学思想。宇宙间的一切事物根据其属性可分为两类——阳类和阴类。

"阳类"具有刚健，向上，生发，展示，外向，伸展，明朗，积极，好动等特性。

"阴类"具有柔弱，向下，收敛，隐蔽，内向，收缩，阴暗，消极，安静等特征。

任何一个具体的事物都具有阴阳的两重性，即阴中有阳，阳

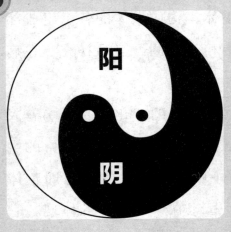

中有阴。

我们平时说的男生有"阳刚"之气，女生有"阴柔"之美等，也是来源于阴阳学说。另外还有"阴盛阳衰""阴差阳错""阳奉阴违""颠倒阴阳"等，都来源于这个哲学思想。至于"调和阴阳"，更是中医专业术语。

"阴阳互根"起源于道家，又称"阴阳相成"，是指相互对立的阴阳双方，又相互依存、相互化生、相互为用、相互吸引地共处于一个统一体中。

中医认为，阴阳是对立统一的，阴中有阳，阳中有阴。人体的正常状态就是"阴平阳秘"。"阴平阳秘"是说阴与阳相互对抗、相互制约和相互排斥，以求统一，取得阴阳之间的动态平衡。

《素问·生气通天论》中记载："阴平阳秘，精神乃治（治：正常），阴阳离决，精气乃绝。"

第五节　五行相生相克

五行是中医的重要概念之一，同时也是中国传统哲学思想之一。

五行学说是我国古代人民创造的一种哲学思想。它把日常生活中的金、木、水、火、土五种物质，作为构成宇宙万物及各种自然现象变化的基础。

这五类物质各有不同的属性。

如木有生长、发育之性；火有炎热、向上之性；土有和平、存实之性；金有肃杀、收敛之性；水有寒凉、滋润之性。

五行学说把自然界一切事物的性质都分别纳入这五大类的范畴。

五行学说在中医学的应用，主要是以五行的特性来分析、研究机体的脏腑、经络、生理功能的五行属性和相互关系，以及阐释它们在病理情况下的相互影响。

中医学运用了五行类比联系的方法，根据脏腑组织的性能和特点，将人体的组织结构分属于五行系统。其对应关系如下：肺——金；肝——木；肾——水；心——火；脾——土。从而形成了以五脏（肝、心、脾、肺、肾）为中心，配合六腑（胆、小肠、胃、大肠、膀胱、三焦），主持五体（筋、脉、肉、皮毛、骨），开窍于五官（目、舌、口、鼻、耳），外荣于体表（爪、面、唇、毛、发）等的脏腑组织结构系统，为脏象学说的系统化奠定了基础。

"脏象学说"又称"脏腑学说"，即中医研究人体脏腑的生理功能、病理变化及其相互关系的学说。脏即人体的内部脏腑；象指脏腑的功能活动和病理变化反映在体外的各种表象。

在五行之间存在着相生、相克的规律。所谓相生，即相互资生、促进、助长之意；所谓相克，即相互制约、克服、抑制之意。生克是五行学说用以概括、说明事物联系和发展变化的基本观点。所以，中医认为，按五行生克原理，一个脏器的病变，往往会导致其相生、相克的另一脏器的病变。同理，在诊治过程中，也可以通过调理一个脏器去治疗另一个相关脏器的疾病。

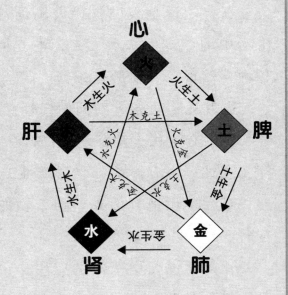

五行相生相克及对应脏腑及颜色图

第六节 通则不痛，痛则不通

"通则不痛，痛则不通"是句中医俗语，意思是说如果气血畅通就不会疼痛，如果疼痛就说明气血不通。这句中医俗语源自中医经典著作《黄帝内经·素问·举痛论》："经脉流行不止、环周不休，寒气入经而稽迟（延迟，滞留）……客（停留）于脉中则气不通，故卒然（突然，忽然）而痛。"

以上是从治病角度分析了"通"和"痛"的关系。其实中医的理论不仅可以治病，还可治人、治国。由《黄帝内经》奠定的中医学，蕴含着中国先贤们伟大的哲学智慧，构建了治病、治人、治国的有机体系，这就是所谓的"上医治国，中医治人，下医治病"。治病、治人、治国的核心观念之一就是"通"。

从治人角度看，人是一切社会关系的总和。一个不善于沟通交流的人，他的生活往往是枯燥而又黯（àn）淡无光的，与别人之间会产生各种矛盾、不和谐、不愉快。相反，一个善于并经常跟他人沟通交流的人，善于与他人分享成功和喜悦，善于向他人倾诉失败或痛苦，那他往往是快乐的。同样，一个国家的体制机制也要理顺、畅通，不能有令不行、有禁不止。就国与国的关系而言，也要互联互通，摒（bìng）弃逐利争霸的旧模式，走以制度、规则来协调关系和利益的新道路。

第七节 上工治未病

治未病（在身体未病前加以调理，以预防疾病）体现了中医对疾病预防的重视。

《黄帝内经》："是故圣人不治已病，治未病；不治已乱，治未乱……夫病已成而后药之，乱已成而后治之，譬犹渴而穿井，斗而铸锥，不亦晚乎？"就是说好的医生治病，是能够在病情还没有发展到某种状况时，他就已经能掌握病情，进行早期治疗，或在疾病还处于萌芽之时就歼灭其于无形，阻止病情发展。如果等疾病已经形成才去治疗，就好比渴了才去打井、战争打起来后才去打造兵器，难道不是太晚了吗？

孙思邈又进一步概括为"上工治未病，中工治欲病，下工治已病"。意思是高明的医生在病人身体未病之前就懂得加以调理，从而预防疾病的发生；一般的医生却要等到身体即将发病时才去想办法治疗；至于那些才能低下的医生，只能在身体已经发病后才知道去治疗。

中医一向重视治未病，有一个关于扁鹊和扁鸦的传说，就是讲的防病高于治病的道理。

防病高于治病——扁鹊和扁鸦的故事

我国古代有一位名医叫扁鹊，因医术高明，有"起死回生"之术而家喻户晓。一次，他治好君王的病，君王问他："谁是当今医界第一人？"扁鹊回答："是我的兄长，名叫扁鸦。"君王又问："扁鸦的医术比你高明在何处？"扁鹊说："我能治愈君王已患的病症，但我兄长扁鸦能让未患病的人不生病。当年父亲临终前，传给我们兄弟一人一本医学秘籍，一本叫《医道》，是讲治病的，传给了我；另一本叫《防道》，是讲防病的，传给了我兄长扁鸦。防病高于治病，所以我兄长比我厉害，他才称得上是当今医界第一人。"

第八节　中医的标与本

中医在治疗疾病时，有"标""本"之分。那么，什么是"本"，什么是"标"呢？

简单地说，"本"可理解为疾病的根源、本质。而"标"，可以理解成疾病所体现出来的症状等。有些时候，疾病表现出来的症状跟本质是相同的，有时却不同。所以，中医在治疗疾病时十分注意疾病的"标"和"本"，从而衍生出了"治病必求本""急则治其标，缓则治其本""标本兼治"等治疗方法。

第九节　君臣佐使

"君臣佐使"是一个词组，本指封建社会时的君臣关系，中医借用来指导方剂配伍，为方剂学术语，是方剂配伍组成的基本原则。

解释：原指君主、臣僚、僚佐、使者四种人分别起着不同的作用，后指中药处方中的各味药的不同作用。

出处：《神农本草经》，"上药一百二十种，为君，主养命以应天。""中药一百二十种为臣，主养性以应人。""下药一百二十五种为佐使，主治病以应地。"

示例：开中药处方时，要按君臣佐使安排好各味药的关系。

第十节　十八反，十九畏

"十八反，十九畏"是指中药配伍禁忌。说的是不要把有些药性互相冲突，会抵消药性或者会产生副作用的药物一起使用。

在古代，"十八反，十九畏"泛指各种相互可以产生不良作用的药物，并在金元时期概括后编成了口诀。

《神农本草经》指出"勿用相恶相反者""若有毒宜制，可用相畏相杀者，不尔，勿合用也"。

1. 十八反口诀

乌头反贝母、瓜蒌、半夏、白蔹、白及；甘草反甘遂、大戟、

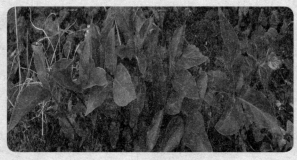
半夏

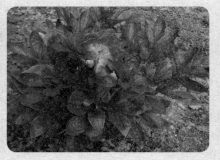
芍药

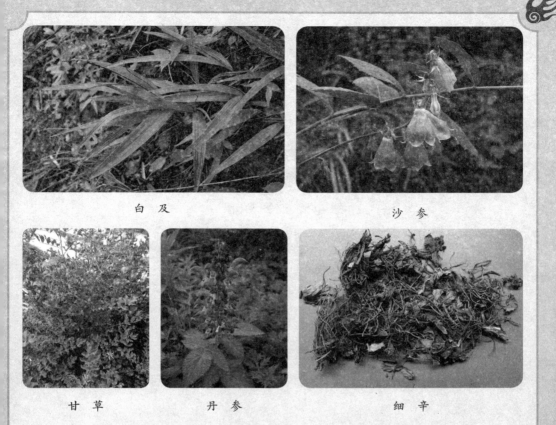

白 及　　　　　　　　　　　沙 参

甘 草　　　　　　丹 参　　　　　　细 辛

海藻、芫花；藜芦反人参、沙参、丹参、玄参、细辛、芍药。

"本草明言十八反，半蒌贝蔹及攻乌。

藻戟遂芫具战草，诸参辛芍叛藜芦。"

第一句：本草明确地指出了十八种药物的配伍禁忌。

第二句：半（半夏）、蒌（瓜蒌）、贝（贝母）、蔹（白蔹）、及（白及）攻击乌（乌头）或与乌（乌头）相对。

第三句：藻（海藻）、戟（大戟）、遂（甘遂）、芫（芫花）都与草（甘草）不和。

第四句：诸参（人参、丹参、沙参、玄参等所有的参）、辛（细辛）、芍（赤芍、白芍）与藜芦相背。

🙾 2. 十九畏口诀

硫黄畏朴硝，水银畏砒霜，狼毒畏密陀僧，巴豆畏牵牛，丁香畏郁金，牙硝畏三棱，川乌、草乌畏犀角，人参畏五灵脂，官桂畏赤石脂。

硫黄原是火中精，朴硝一见便相争。

水银莫与砒霜见，狼毒最怕密陀僧。

巴豆性烈最为上，偏与牵牛不顺情。

丁香莫与郁金见，牙硝难合京三棱。

川乌草乌不顺犀，人参最怕五灵脂。

官桂善能调冷气，若逢石脂便相欺。

大凡修合看顺逆，炮爁（làn）炙煿（bó）莫相依。

注：官桂和桂枝（肉桂）是同一种药材。因加工方法不同而分为官桂、肉桂。

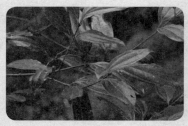
桂枝

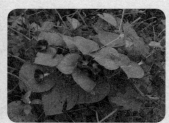
圆叶牵牛

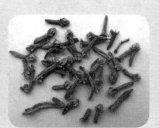
丁香

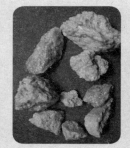
硫黄

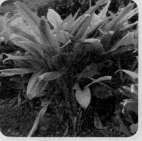
郁金

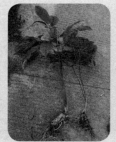
人参

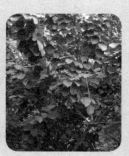
巴豆

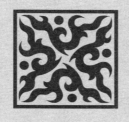

第四章　中草药命名篇

第一节　中医方剂的命名原则

1.以组成药物的数目加上主药而成

独参丸：方中仅有一味药，是人参。

二冬膏：由天冬、麦冬两味药组成。

十灰散：由大蓟、小蓟等十味药物炭化（炭化成灰）后组成。

2.对组成药物主药不直书其名，而用假借、比喻的方式

二妙散：由黄柏、苍术两味药物所组成。药仅两味，但功效卓著，作用神妙，故名二妙散。

二陈丸：方中含陈皮、半夏两味药物，两药都以陈久者为佳。

三才封髓丹：三才原指天、地、人，此处借指天冬、地黄、人参。

3.组成简单的成药，则直书组成药物

良附丸：由高良姜、香附两味药组成。

磁朱丸：由磁石、朱砂两味药组成。

4. 单味药物组成的成药，直接用药物名加剂型而成

如：板蓝根冲剂、穿心莲片、丹参注射液、鸡血藤膏、金银花露、枇杷膏等。

5. 组成繁杂的成药，只用主药代表其疗效

乌梅丸：方含乌梅、蜀椒等十味药物，乌梅为主药，用于安蛔止痛、补虚温脏。

金鸡冲剂：本药含金樱子、鸡血藤、功劳木、两面针、穿心莲等，取前两味药首字命名之。

6. 以组成药物的比例或加工方法命名

六一散：由滑石粉六份、甘草一份组成。

七三丹：由熟石膏七钱、升丹三钱组成。

四磨汤：由人参、槟 榔（bīn láng）、沉香、乌药四味药物组成。"四磨"，指四味药物先磨浓汁，再和水煎服的方法。

千捶膏：先将杏仁、蓖（bì）麻仁入石臼（jiù）中，用木槌捣烂如泥，然后将余药研成细末，置于石板之上，边加药边用木槌捶（chuí）打，捶

击千余下，使药物达到充分混合，成为软膏方止。方名则根据其制作方法而言，故称千捶膏。

七制香附丸：具体是将香附十四两分为七等份，分别同六种辅料七次炮制而成，故名。

九转黄精丹：将黄精、当归加黄酒，经九蒸九晒而成，谓之"九转"，故名。

7. 以主药和功用命名

银翘解毒片：以银花、连翘为主药，有散风、清热、解毒之功。

艾附暖宫丸：以艾叶、香附为主药，有暖子宫的作用。

藿香正气丸：以藿香为主药，治四时不正之气所致之症。

8. 以道教文化命名

中医药历来与道教文化有着极为密切的关系。许多方剂其实是由追求"长生不老"的"炼丹家"发明或推广的，所以不少方名实则包含了浓厚的道教文化色彩。道教中有"左青龙，右白虎，上朱雀，下玄武"之说，称为"四灵"。中药方剂中便有"青龙汤""白虎汤""真武（玄武）汤"等。

青龙汤：有大青龙汤、小青龙汤之分，二方均出自《伤寒论》。为何此二方皆以"青龙"命名呢？大青龙汤、小青龙汤都属发汗解表之法，古人认为龙是掌管施雨的，龙出现则云聚，云聚则有雨。用"下雨"来形象比喻"出汗"，汗出则风寒已解。青龙汤形象地描绘出服药后的情景，可看出制方者想象丰富，寓意深远。

🔲 9. 以中医术语命名

大部分是描述药物的功效，其命名与中医理论有关。

戊己丸：戊己代表土，也就是肠胃，以戊己命名即说明本方有健脾和胃、止泻痢的功效。

泻白散：中医认为肺属金，色白。本方有清泻肺热的作用。

导赤丹：中医认为心属赤色，引导心火从小便而去谓之导赤。

健步虎潜丸：此药可使筋骨痿软者健步行走，故名"健步"。古人认为"虎从风，虎潜则风息也"，故虎潜即表示本品具有息风（肝肾虚风）的作用。

交泰丸：本方可交通心肾，使心肾安泰。

坎离砂：本方系将铁落（又名生铁落，铁屎，铁屑，铁花，铁蛾）煅红倾入各药煎汁中冷却制成。"坎""离"在"八卦"中分别代表水、火，表明本药可生火热、祛水湿风寒。本药外形似砂，故名。

两仪膏："两仪"系指阴、阳，气属阳，血属阴。本方能双补气血，故名两仪膏，又名"两宜膏"。

清金止嗽化痰丸：中医理论认为肺属五行之金。"清金"即清肺热之意，故名。

壬水金丹：壬在天干中代表水，壬水即取水能制肺火之意，故名。

右归丸：中医理论认为，肾有两脏，左者属水，右者属火，又称命门。"右"指命门之火，即肾阳。本方能温阳补肾，故名。

10. 以典故传说或成方的创始人命名

以典故传说命名的，如：史国公药酒、雷允上六神丸等。

以成方的创始人命名的，如：冯了性风湿跌打药酒、马应龙麝香痔疮膏、王回回狗皮膏、白敬宇眼药、梁财信跌打丸、季德胜蛇药片等。

11. 根据主药的产地命名

如云南白药、泉州茶饼、绍兴大补酒、罗浮山凉茶颗粒等。

12. 以病名命名

nüè
疟疾饮：主要用于治疗疟疾。

黄病丸：主要用于治疗气血不足之黄胖病。

类似的还有软肝片、流感茶、百日咳片、白带丸、鼻炎片、久痢丸、烂积丸等。

13. 以服用方法、剂量、时间命名

川芎茶调颗粒：用清茶调服。
（xiōng）

清音噙化丸：含于口中慢慢融化后咽下。
（qín）

梅花点舌丹：因原方中有白梅花，有开郁、和中、生津、解毒之效。使用本品时，多点舌噙服，故名。

七厘散：本药因药力较强，剂量不宜过大，一般用七厘（0.35克）冲服，故名。

一粒珠：本药一次服一粒，故称之。同时又暗含速效之意，"一粒"即可。

午时茶颗粒：因习惯在正午时泡饮，故名。

鸡鸣散：本药因强调"黎明时服"，故名。

14. 儿科专用成药

如保幼化风丹、肥儿丸、小儿百部止咳糖浆等。

15. 妇科专用成药

如安坤赞育丸、八珍益母胶囊、保胎丸、妇科得生丹、调经促孕丸、定坤丹、妇康宁片、千金止带丸等。

第二节 中药命名的有趣现象

中药的名字很有趣味，可以通过归纳后便于记忆。

1. 带有东西南北方向字眼的中药

东方狗脊（该药主要分布于我国东南地区）、南星（即天南星）、西洋参、北沙参。

2. 带有春夏秋冬季节字眼的中药

春砂仁（即广东阳春一带的砂仁）、夏枯草（该药于夏至后枯萎）、秋桑叶（晚秋经霜后采收的桑叶）、冬葵子。

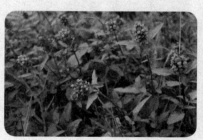

夏枯草

3. 与颜色有关的中药

赤芍、黄连、黄芪、苍术、白术、黑铅。

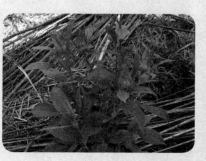

白术

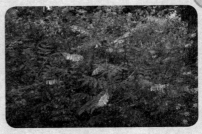

苦 参

4. 与味道有关的中药

酸枣仁、苦参、甜石莲、辣蓼草、咸秋石。

5. 与五行有关的中药

金银花、木通、水獭肝、火麻仁、土茯苓。

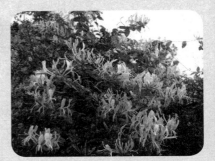

金银花

6. 与气象有关的中药

风茄子、云茯苓、雨伞草、雪里青、雷丸。

7. 与地理有关的中药

山药、川芎、海浮石、河白草。

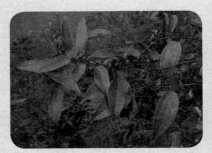

土茯苓

8. 与动物有关的中药

猪牙皂、牛膝、马宝、鸡血藤。

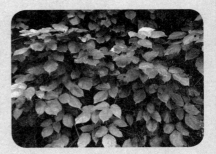

鸡血藤

注：指外形和动物某个部位相似或某些性状与动物相似。马宝为马科动物肠胃中的结石。

9. 与数字有关的中药

一见喜、两面针、三七、四叶参、五味子、六神曲、七叶莲、八角茴香、九香虫、十大功劳叶、百草霜、千金子、万年青。

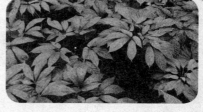

三 七

10. 与产地有关的中药

川桂枝、广木香、湘莲肉、苏薄荷、建泽泻。

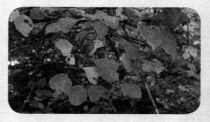

五味子

注：道地药材，又称地道药材，是指在一特定自然条件和生态环境的区域所产的药材，并且生产较为集中，具有一定栽培技术和采收加工方法，质优效佳。上面几味药中"川"指"四川"，"广"指"广东"，"湘"指"湖南"，"苏"指"江苏"，"建"指"福建"。

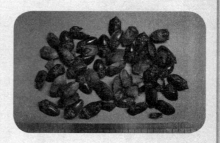

九香虫

第三节 中草药的传说

1. 鱼腥草的故事

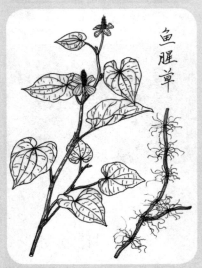

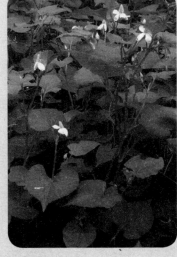

鱼腥草

当年，越王勾践做了吴王夫差（fū chāi）的俘虏，勾践忍辱负重，假意百般讨好夫差，这样才被放回越国。传说勾践回国的第一年，越国碰上了罕（hǎn）（少）见的荒年，百姓无粮可吃。为了和国人共渡难关，勾践翻山越岭终于寻找到一种可以食用的野菜，而且生长能力特别强，总是割了又长，生生不息。于是，越国上下竟然靠着这小小的野菜渡过了难关。这种野菜有鱼腥味，被勾践命名为"鱼腥草"。

2. 茵陈蒿的故事

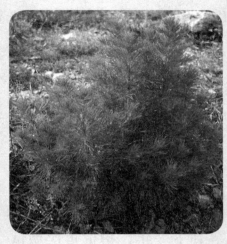

茵陈蒿

有一个病人，身体和眼睛都发黄，全身没有力气，很瘦弱。这天，他拄着拐杖，一步一哼地来找华佗："先生，请你给我治治吧。"

华佗见病人得的是黄疸病，皱着眉摇了摇头说："眼下都还没有找到治这种病的办法，我也无能为力啊！"

半年后，华佗又碰见了那个人。他没料到这个病人不但没有死，反而变得身强体壮、满面红光的了。华佗大吃一惊，急忙问道："你这个病是哪位先生治好的？快告诉我！"

那人回答说："我没有请先生看，病是自己好的。"

华佗不信："哪有这种事！你准是吃过什么药吧？"

"药也没有吃过，倒是因为春荒没粮，我吃了些日子的野草。"

"这就对啦！你吃的是什么草啊？"

"我也说不清楚。我领你看看去。"他们走到山坡上，那人指着一片野草说："就是这个。"

华佗一看，说道："这不是茵陈蒿吗？莫非它能治黄疸病？"

　　于是，华佗就用茵陈蒿试着给黄疸病病人治疗。但连续试用了几次，病人吃了没有一个见好的。华佗还以为是先前的那个病人认错了草，便又找到他问道："你真的是吃这个草好的？"病人答："没错。"华佗想了想又问："你吃的是几月里的茵陈蒿？"病人答："三月里的。"

　　"哦，三月阳气上升，百草发芽。也许三月里的茵陈蒿才有药力。"

　　第二年开春，华佗采回许多三月间的茵陈蒿试着治黄疸病。这回可真灵，吃一个，好一个。而过了春天再采的茵陈蒿就不能治黄疸病了。

　　为了把茵陈蒿的药性摸得更准，等到下一年，华佗再次做试验。他逐月把茵陈蒿采来，又分别按根、茎、叶放好，然后给病人吃。华佗发现，只有幼嫩的茎叶可以入药治黄疸病。为了使人们容易区别，华佗便把可以入药治黄疸病的幼嫩茵陈蒿取名叫"茵陈"，又叫"茵陈蒿"。他还编了四句话留给后人："三月茵陈四月蒿，传与后人要记牢。三月茵陈能治病，四月只能当柴烧。"

3. 车前草的故事

　　相传，西汉名将霍去病在一次抗击匈奴的战斗中，被匈奴围困在一个荒无人烟的地方。时值六月，暑热蒸人，粮草将尽，水源不足。将士们纷纷病倒，许多人小便淋漓不尽，尿呈黄褐色，

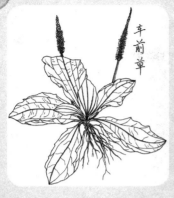

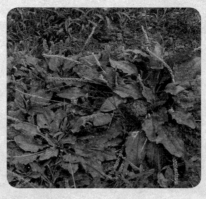

车前草

撒尿时疼痛，面部浮肿。面对这一困境，霍将军焦急万分。正在危难之际，将军的马夫忽然发现所有的战马都安然无恙。他便将观察结果报告给霍将军。经过调查发现，这些战马是因吃了长在战车前面的一种野草而没有得病。霍将军立即命令将士们用这种野草煎汤喝。说也奇怪，将士们喝了这种野草汤以后，病竟然奇迹般地好了。将士们又英勇奋战，打击匈奴，并取得了战斗的胜利。霍将军大喜，因为这种草是生长在停放的战车前面，所以就将这种野草取名为"车前草"。

从此，车前草治病救人的美名就传扬开了。经过历代名医发掘整理，车前草成为利水消肿、排石通淋的一味要药。车前草又叫蛤蟆叶、医马草、车轱辘菜等。

4. 柴胡的故事

唐代有个胡进士，家里有位长工叫二慢。秋天，二慢得了瘟病，胡进士怕传染给家里的人，就赶他离开。二慢来到水塘边，在杂草丛里躺着，他觉得又渴又饿，浑身无力，便挖了些草根吃。一连吃了七天，周围的草根吃完了，二慢试着站起身，忽然觉得

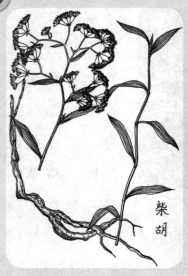

柴胡

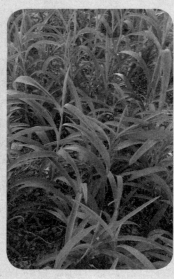

柴 胡

身上有劲了。从此，二慢的瘟病再也没犯过。

过了些日子，胡进士的儿子也得了瘟病。他请了许多医生，谁也治不好。胡进士偶然得知同样患瘟病的二慢没死，便把他找来询问，之后急忙命人挖草根洗净煎汤，给儿子一连喝了几天"药"，病就好了。胡进士很高兴，想给那种药起个名字，因为那东西原来是晒干了当柴烧的，自己姓胡，就叫它"柴胡"吧。

5. 蒲公英的故事

从前，有一个老员外，家中的小姐不幸患了乳疮，乳房又红又肿。她怕难为情，不敢向父母说明，时间一长，病情变得更严重了。

一天，丫鬟偷偷告诉了老夫人。老夫人心想：年纪轻轻的竟患此病，其中必有原因，便认为她的女儿做了什么伤风败俗、见不得人的事。于是，老夫人不仅不给小姐请医生诊治，反而把小姐臭骂了一顿。

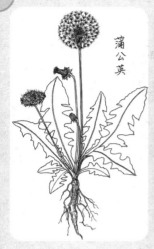

蒲公英

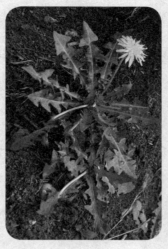

蒲公英

这天夜里，小姐越想越伤心，便萌生了寻死的念头。她独自走出房门，来到一条河边，一咬牙，纵身跳了下去。

小姐刚跳入河中，正巧附近河面上有渔家父女趁月色撒网捕鱼，渔主姓蒲，女儿叫公英。公英见有人跳河，便纵身跳入河中，把小姐救到了船上。

公英找出自己的衣服替小姐换上。换衣服时，公英发现小姐生了乳疮，便将此事告诉了她父亲，并问有没有办法治好。父亲沉思了一下，悄悄对公英耳语了一阵。

第二天一早，公英按父亲吩咐，从附近山上挖来了有锯齿、长着白绒绒花球的野草，熬成药汤，让小姐服用，并把鲜药捣烂后敷于患处。几天后，小姐的乳疮就好了。

再说，老夫人见小姐离家出走一直未归，后悔莫及，便派家丁四出寻找，总算找到了小姐。当老夫人知道小姐的病是渔家父女治好的后，万分感激，执意要送给渔家父女贵重礼物。渔家父女不但不收礼物，反而给老夫人留下了许多这种草药。

为了感谢这一对渔家父女，老员外便用渔家姑娘的名字"蒲公英"给这种草药起了名。

—— 第四节　方书名的来历 ——

1.《肘后方》

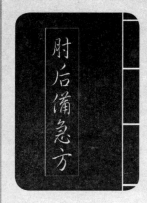

　　《肘后方》全称为《肘后备急方》，相传为葛洪所著，是一部古代中医方剂著作。

　　"肘后"一词源于古代人的服饰。古代衣服上并无装东西的口袋，一般将需要随身携带的物品藏于袖子中手肘后的地方。命名为肘后，也是指出这个"医方"的重要性，得随身携带以"备急（应付紧急、突发情况）"。

2.《千金方》

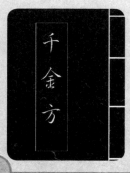

　　《千金方》原名《千金要方》，又称《备急千金要方》，是中国古代中医学经典著作之一，为唐代孙思邈所著。该书集唐代以前诊治经验之大成，对后世医家影响极大，被誉为中国最早的临床百科全书。

wēi dài

孙思邈认为人的生命贵于千金，而一个处方能救人于危 殆（危险紧急）之时，价值更当胜于此，因而用《千金要方》作为书名。

3.《金匮要略》

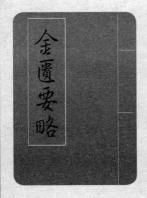

　　《金匮要略》是我国东汉著名医学家张仲景所著《伤寒杂病论》的杂病部分，也是我国现存最早的一部论述杂病诊治的专书，原名《金匮要略方论》。

　　"金匮"的"匮"，通"柜"，原指金色的柜子或金子做成的柜子。后来，"金匮"指存放古代帝王圣训和实录的地方，这里用来比喻本书的珍贵。

第五章　诗词文化篇

—— 第一节　诗词中的中医药知识 ——

♋ 1. 葛鸦儿《怀良人》

　　　　　　　bìn jīng
　　蓬鬓荆钗世所稀，布裙犹是嫁时衣。

　　胡麻好种无人种，正是归时底不归。

这是唐代葛鸦儿的诗《怀良人》。

"底"，疑问词，相当于"胡""为什么"的意思。

古时候，有个青年名叫王福，勤劳善良，靠采药与母亲相依为命。离他家几百里外有座高山，据说山上长有很多神奇的药草，由于山高路险，加上毒蛇猛兽横行，所以很少有人敢去。王福很想去探个究竟。他想自己身强力壮，应该无所畏惧。当他征求母亲意见时，其母想挽留儿子，不便直说，就建议他娶了亲，成了家再走。王福遵照母亲的意思，择期成家。成家后，王福仍念念不忘进山之事。终于有一天，他对泣不成声、依依不舍的妻子说："我若三年不归，你可另嫁他人。"次日，王福毅然出门上山去了。母亲日盼夜望，转眼三年过去了，仍不见儿子回来，估计必死无疑。王母通情达理，遵照儿子的嘱咐，劝媳妇改嫁。谁知媳妇改嫁不到半个月，王福竟满载名贵药材而归。他见妻子改嫁，后悔不已。见面时，他指着一味药材说："原来打算卖掉药材，给你置办衣物首饰。如今你既已改嫁，就把这味药材送给你吧。"两人抱头痛哭。新妇悲痛感伤，忧郁成疾，骨瘦如柴。她拿起王福带回的药材，生啖（dàn）（吃）活吞，希望中毒而结束生命。谁知吃了以后，她反而日益康复。后人便取诗句"正是归时底不归"之意，以"当归"二字做了此药名称。

注：当归，其根可入药，是最常用的中药之一。具有补血和血，调经止痛，润燥滑肠，抗癌，抗衰老，增强免疫力的功效。

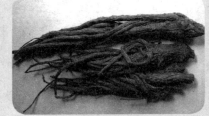

当归

🔲 2. 张籍《答鄱（pó）阳客》

唐代著名诗人张籍的诗《答鄱阳客》：
江皋（gāo）岁暮相逢地，黄叶霜前半夏枝。
子夜吟诗向松桂，心中万事喜君知。

短短 4 句诗中，出现了 5 种中草药名，其中"半夏"为直接嵌用，而"地黄""枝子""桂心"为相邻两句诗句尾与句头的组合，"喜君知"则为"使君子"的谐音。这首诗，因为中草药名的嵌入，而多了一份蕴（yùn）意，让人回味无穷。

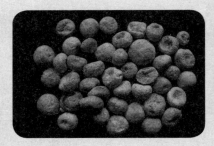

半夏

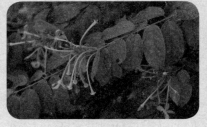

使君子

3. 权德舆七言绝句
（yú）

唐代权德舆有一首七言绝句：

七泽兰芳千里春，潇湘花落石磷磷。

有时浪白微风起，坐钓藤阴不见人。

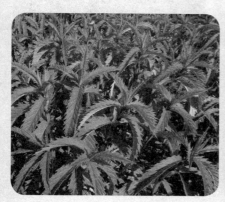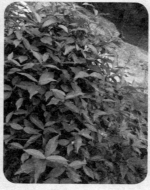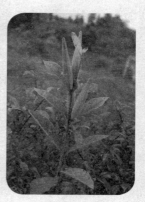

泽兰　　　　　　　络石　　　　　　　白薇

该诗被称为唐代药名诗的代表作，每句中都暗含着一种药名，分别为泽兰、落石、白薇和钩藤。诗虽然写的是暮春垂钓时所见到的一些景色，因为药名的嵌入，显得既典雅又别有风趣，可谓别具匠心。

4. 辛弃疾《满庭芳·静夜思》

据传，宋代著名词人辛弃疾在新婚之后，便赴前线抗金杀敌，疆场夜静之时，思念妻子，便用药名填了一首《满庭芳·静夜思》。

云母屏开，珍珠帘闭，防风吹散沉香。离情抑郁，金缕织疏黄。柏影桂枝交映，从容起，弄水银堂。连翘首，惊过半夏，凉透薄荷裳。

一钩藤上月，寻常山夜，梦宿沙场。早已轻粉黛（dài），独活空房。欲续断弦未得，乌头白，最苦参（shēn）商（参星和商星，两者因运行关系，终不能相见）。当归也！茱萸（zhū yú）熟，地老菊花黄。

词中竟然嵌入25种中草药名，分别为：云母、珍珠、防风、沉香、郁金、硫黄、黄柏、桂枝、苁蓉、水银、连翘、半夏、薄荷、钩藤、常山、轻粉、青黛、独活、续断、乌头、苦参、当归、茱萸、熟地黄、菊花。

这些中草药名，在给词增添韵味的同时，还把思念之情全部烘托了出来。

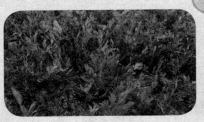

防风

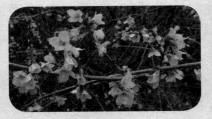

连翘

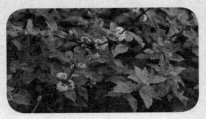

薄荷

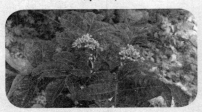

吴茱萸

5. 冯梦龙《挂枝儿》民歌三首

（黑体字为中药名，下同）

（一）

你说我负了心，无凭**枳实**。

激的我蹬穿了**地骨皮**，

愿对**威灵仙**发下誓愿。

细辛将奴想，

厚朴你自知。

莫把我情书也当**破故纸**。

（二）

想**人参**最是离别恨，

只为**甘草**口甜甜的哄到如今，

因此**黄连**心苦苦里为伊担闷。

白芷儿写不尽离情字，

嘱咐**使君子**切莫做负心人。

你果是**半夏当归**也，

我情愿对着**天南星**彻夜的等。

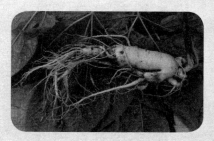

人　参

（三）

红娘子，叹一声，受尽了**槟榔**的气。

你有远志，做了**随风子**。

不想**当归**是何时，**续断**再得甜如蜜。

金银花都费尽了，

相思病也没药医。

待他有日的**茴香**也，

我就把**玄胡索**儿缚住了你。

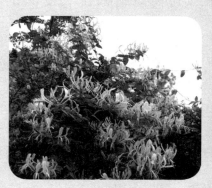

金银花

6.吴承恩《西游记》中用中药写成的诗词

《西游记》第三十六回，有一首镶嵌体的药名诗。唐僧师徒已离开长安四五个年头，西天却依然遥不可及。一日进得深山，唐僧心中悲凉，叫了声"悟空"，吟道：

自从**益智**登山盟，**王不留行**送出城。

路上相逢**三棱子**，途中催趱（zǎn）**马兜铃**。

寻坡转涧求**荆芥**，迈岭登山拜**茯苓**。

防己一身如**竹沥**，**茴香**何日拜朝廷？

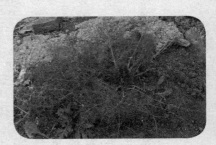
茴 香

这首诗取用了9味中药名。第一、二句写唐僧西出长安时的情景，"益智"指的是他取经的圣念，"王不留行"隐喻唐太宗依依不舍地为他钱行。"茴香"借指回乡。

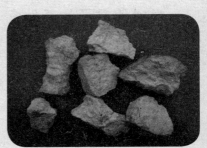
茯 苓

另外，吴承恩在描写孙悟空大战进犯花果山的猎户时，也用中药名填了一阕（què）《西江月》：

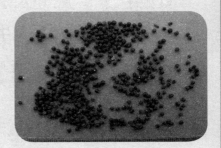
王不留行

石打**乌头**粉碎，沙飞**海马**俱伤。**人参官桂**岭前忙，血染**朱砂**

地上。

　　附子难归故里，**槟榔**怎得还乡？
尸骨**轻粉**卧山场，**红娘子**家中盼望。

　　这阕词，激烈拼杀的场景跃然纸
上，嵌入中药名，把打斗的场面描写
得惟妙惟肖，很有趣味。

　　中医药作为中国传统文化，其本
身就有很多故事，含意深远，并有悠
深的寓意。历史上文人雅士巧妙地运
用药名赋诗写文，给药物以活力，赋

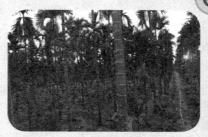

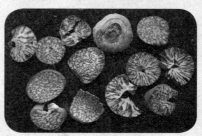

槟　榔

草木以生机，使人们读后既得到了艺术享受，又增进了中医药的
知识，形成了灿烂的中医药文化。这使得中草药不仅具有治病救
人的具体功效，还能入诗入词，彰显着中医药文化的魅力，真可
谓诗意中草药。

—第二节　成语中的中医药知识—

1. 讳疾忌医

《扁鹊见蔡桓公》这篇故事选自《韩非子·喻老》。

有一天，名医扁鹊去拜见蔡桓公。扁鹊在蔡桓公身边站了一会儿，说："大王，您有病在体表。要是不治，恐怕会向体内发展。"蔡桓公说："我的身体很好，什么病也没有。"扁鹊走后，蔡桓公对左右的人说："这些做医生的，总喜欢给没有病的人治病。治好本没有病的人，来假装显示他医术的高明！"

过了十来天，扁鹊又来拜见蔡桓公，对他说道："您的病已经发展到皮肉之间了，要不治还会加深。"蔡桓公听了很不高兴，没有理睬他。扁鹊又退了出去。

又十来天后，扁鹊再一次来拜见蔡桓公，对他说："您的病

讳疾忌医

已经发展到肠胃里，再不治会更加严重。"蔡桓公听了非常不高兴，理都没理他。扁鹊连忙退了出来。

又过了十几天，扁鹊老远望见蔡桓公，掉头就跑了。蔡桓公觉得奇怪，派人去问他。扁鹊解释道："病在皮肤，用热水敷烫（tàng）就能够治好；发展到皮肉之间，用扎针的方法可以治好；即使发展到肠胃里，服几剂（jì）汤药也还能治好；一旦深入骨髓（suǐ），只能等死，医生再也无能为力了。现在大王的病已经深入骨髓，所以我不再请求给他医治了！"

五六天之后，蔡桓公浑身疼痛，派人去请扁鹊给他治病。扁鹊却在几天前就跑到秦国去了。不久，蔡桓公就病死了。

意义：成语"讳疾忌医"就出自这个故事。讳：忌讳、避讳；忌：怕，畏惧。指怕人知道有病而不愿医治。比喻掩饰缺点、错误，不愿改正。

这个成语故事告诉我们：有了疾病，应该积极治疗，若讳疾忌医，到头来只会害了自己。对待工作、学习中的缺点和错误也一样，应该及时发现，及时纠正。

2. 起死回生

有一次，扁鹊路过虢（guó）国，看见全国上下都在举行哀悼（āi dào），向太子的侍从打听才知道，虢太子清晨鸡鸣时突然死去了。

扁鹊问："已经掩埋了吗？"

侍从回答说："还没有。他死了还不过半日！"

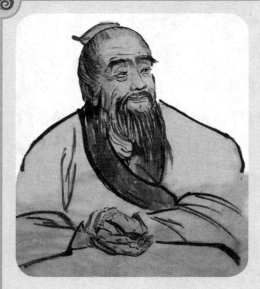

扁鹊画像

扁鹊又问了太子"死"时的一些情况后，请求侍从带他进去看看，并说虢太子也许还有生还的希望。

侍从睁大了眼睛，怀疑地说："先生，你该不是跟我开玩笑吧！我只听说上古时候的名医俞跗^{yú fū}有起死回生的本领。若你能像他那样倒差不多。要不然，连小孩子也不会相信你说的话的。"

扁鹊见侍从不信任自己，很是着急，须知救人要紧啊。他灵机一动，说："你要是不相信我的话，那么，你去看看虢太子，他的鼻翼一定还在扇动，他的大腿内侧一定还是温暖的。"

侍从半信半疑地将扁鹊的话告诉了国王。国王十分诧异，忙把扁鹊迎进宫中，痛哭流涕（形容非常伤心地痛哭，涕^{tì}泪交加的样子）地说："久闻你医术高明，今日幸得相助。不然，我儿子的命就算完了。"

扁鹊一面安慰国王，一面让徒弟磨制石针，针刺虢太子头顶的百会穴。一会儿，虢太子竟渐渐苏醒过来，扁鹊又让徒弟用药物灸虢太子的两胁^{xié}，虢太子便慢慢地坐了起来！

经过药物的进一步调理，二十来天后，虢太子就康复如初了。

这事很快传遍各地，扁鹊走到哪里，哪里就有人说："他就是能使死人复活的医生！"

▓ 3. 对症下药

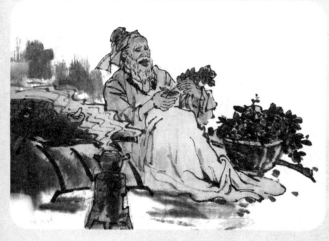

华佗画像

华佗是东汉名医。一次，府吏倪（姓）ní 寻和李延两人都患头痛发热，一同去请华佗诊治。

华佗经过仔细地望色、诊脉，开出两个不同的处方，交给病人取药回家煎服。

两位病人一看处方，给倪寻开的是泻药，而给李延开的是解表发汗药。他们想：我俩得的是同样的病，为什么开的药方却不同呢，是不是华佗弄错了？于是，他们向华佗请教。

华佗解释道：倪寻的病是由饮食过多引起的，病在内部，应当服泻药，将积滞泻去，病就会好；李延的病是受凉感冒引起的，病在外部，应当吃解表药，风寒之邪随汗而去，头痛也就好了。

两人听了十分信服，便回家将药熬好服下，果然很快都痊愈了。

意义：中医强调辨证治疗，疾病的表现虽然相同，但引起疾病的原因有可能不同，所以治疗方法也不一样。后来，人们常用"对症下药"这个成语比喻针对不同情况，采取不同方法处理问题。

4. 皮之不存，毛将焉附
yān

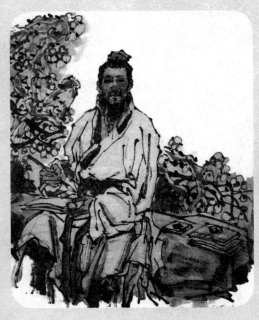

张仲景画像

张仲景曾在他的《伤寒杂病论·序》中说："余每览越人入虢之诊，望齐侯之色，未尝不慨然叹其才秀也。怪当今居世之士，曾不留神医药，精究方术，上以疗君亲之疾，下以救贫贱之厄，中以保身长全，以养其生。但竞逐荣势，企踵（踮起脚，形容对某个事物的看重）权豪，孜孜汲汲，唯名利是务，崇饰其末，忽弃其本，
zhǒng
zī zī jí jí

华其外而悴其内。皮之不存，毛将安附焉？……感往昔之沦丧，伤横夭之莫救，乃勤求古训，博采众方，撰用《素问》《九卷》《八十一难》《阴阳大论》《胎胪药录》，并平脉辨证，为《伤寒杂病论》合十六卷。"
yāo
lú

译文：我（指张仲景）每次读到《扁鹊传》中秦越人到虢国去给虢太子诊病，在齐国望齐侯之色的记载，没有一次不激动地赞叹他的才华出众。然而我很奇怪生活在当今社会上的那些读书人，竟然都不重视医药，不精心研究医方医术，用以治疗君王和父母的疾病，拯救平民百姓的困难，保障自己的身体健康。只是

争着去追求荣华权势，不知疲倦，轻视、抛弃养生的根本之道，使自己看起来外表华贵，实则早已身体憔悴_{qiáo cuì}。皮都不存在了，那么，毛将依附在哪里呢？

我为过去宗族的衰落和人口的丧失而感慨，为早死和枉死的人不能被救治而悲伤，于是勤奋研究前人的遗训，广泛地搜集医方，选用《素问》《九卷》等书，并结合辨别脉象和辨别证候的体会，写成了《伤寒杂病论》共十六卷。

意义：张仲景劝大家学医，并指出了方法：勤求古训，博采众方。我们在学习中也应该像他那样，勤奋学习前人的经验，广泛学习不同的内容，这样才会有所进步。

5. 病入膏肓 (gāo huāng)

"病入膏肓"出自《左传·成公十年》。原文为：公疾病，求医于秦。秦伯使医缓（医缓：当时的一个名医）为之。未至，公梦疾为二竖子，曰："彼良医也，惧伤我，焉（何处）逃之？"其一曰："居肓之上，膏之下，若我何！"医至，曰："疾不可为也。在肓之上，膏之下，攻之不可，达之不所及，药不至焉，不可为也。"公曰："良医也！"厚为之礼而归之。

译文：春秋时期，晋景公得了重病，在秦国寻求名医，秦桓公派医缓给晋景公诊病。医缓还没到，晋景公梦见他的疾病变成了两个童子，一个说："医缓的医术相当高明，恐怕会伤害我们，往哪逃好呢？"另一个说："我们躲到肓的上面、膏的下面，能拿我们怎么样！"

医缓到了，诊断后，对晋景公说："这病已没办法治了。疾病在肓的上面、膏的下面，用灸法攻治不行，扎针又达不到病所，吃汤药，其效力也达不到。这病实在是没法子治啦。"

晋景公说："你的医术真高明啊！"然后叫人送了一份厚礼给医缓，让他回秦国去了。

意义："病入膏肓"，意指病已危重到了无法救治的地步，亦比喻事情到了无可挽回的地步。

6. 防微杜渐

《后汉书·丁鸿列传》记载了一则故事：东汉和帝即位时仅十四岁，由于他年幼无能，便由窦太后执政，国家大权实际上落入窦太后的兄弟窦宪等人手中。他们为所欲为，密谋篡权（夺取权力）。司徒丁鸿见到这种情况，便上书和帝，建议趁窦氏兄弟权势尚不稳固时，早加制止，以防后患。他在奏章里说："'杜渐防萌'则凶妖可灭。任何事情，在开始萌芽时容易制止，等到其发展壮大后再去消除，则十分困难。"

和帝采纳了他的意见，并任命他为太尉兼卫尉，进驻南北二宫，同时罢掉窦宪的官。窦宪兄弟知道罪责难逃，便都自杀了，从而避免了一场可能发生的宫廷政变。

中医学上，防微杜渐体现了预防为主的原则。

中医十分重视早期诊治疾病。《黄帝内经》说："善治者治皮毛，其次治肌肤，其次治筋脉，其次治六腑，其次治五脏。"任何疾病都有一个由浅入深的发展过程，高明的医生应该趁疾病轻浅的时候治疗，若疾病已深重，会变得比较棘手（棘^{jí}手：本意是扎手，刺手。比喻事情难办）。

《黄帝内经》还生动地比喻说："夫病已成而后药之，乱已成而后治之，譬犹渴而穿井，斗而铸锥，不亦晚乎！"因此，中医把一个医生是否能对疾病做出早期诊断和治疗当作判断这个医生医术是否高明的标准。

意义：这个成语故事启示我们，隐患要及时清除，以免酿成更大的祸端；疾病应及早治疗，以免给身体带来更大的危害。

7. 杯弓蛇影

《晋书·乐广传》记载：一天，乐广宴请宾客，大厅中觥^{gōng}筹^{chóu}交错（意思是酒杯和酒筹交互错杂。形容许多人聚会喝酒时的热闹场景），异常热闹。

大家猜拳行令，饮酒作乐。一位客人正举杯痛饮，无意中瞥^{piē}见杯中似有一游动的小蛇，但碍于众多客人的情面，他硬着头皮把酒喝了。从此以后，他忧心忡忡，老是觉得有蛇在腹中蠢蠢^{chǔn chǔn}欲动（蠢蠢，爬虫蠕动的样子。比喻敌人准备进攻或坏人阴谋捣乱），整天疑虑重重，恶心欲吐，最后竟卧床不起。

乐广得知他的病情后，思前想后，终于记起他家墙上挂有一张弯弓，他猜测这位朋友所说的蛇一定是倒映在酒杯中的弓影。

于是，他再次把客人请到家中并让他坐在原来的位置上，然后举杯邀朋友。那人刚举起杯子，墙上弯弓的影子又映入杯中，宛如一条游动的小蛇，他惊得目瞪口呆，乐广这才把事情的原委告诉了他。病人疑窦顿开（怀疑、忧虑得到解除），压在心上的石头被搬掉，病也随之痊愈。

意义：杯弓蛇影，比喻疑神疑鬼，妄自惊慌。

乐广称得上是一位"良医"，他懂得怎样去除病人的心病，比一般滥施药物的庸医高明一等。

影蛇弓杯

8. 良药苦口

良药苦口，出自《韩非子·外储说左上》："夫良药苦于口，而智者劝而饮之，知其入而已已疾也。"《孔子家语·六本》："良药苦于口而利于病，忠言逆于耳而利于行。"

意义：这个成语的意思是好药往往味苦难吃。比喻衷心的劝告、尖锐的批评，听起来觉得不舒服，但对改正缺点、错误很有好处。

🔲 9. 不可救药

不可救药，出自《诗经·大雅·板》："多将熇熇（熇熇：^{hè hè}
猛烈），不可救药。"

药：用药（救治）。

意义：病已重到无法用药医治的程度。比喻人或事已经到了
无法挽救的地步。

🔲 10. 针砭时弊 ^{bì}

针者，以针刺也。砭者，以石刮也。运用针刺治病的医术称
为针，运用砭石治病的医术称为砭。针、砭分别是中医的六大疗
法之一：针、砭、灸、药、按跷和导引。时弊指出现在社会中的
不正之风、恶劣习气等。

意义：比喻指出错误，劝人改正。

第三节 书信中的中药知识

1. 中药"两地书"

清代著名学者褚人获《坚瓠集》
里，记有一对夫妻通信往来的"两地
书"。

先看妻子的信：

槟榔一去，已过半夏，更不当归
耶？盼望天南星，大腹皮忍冬藤矣。
谁使君子，效寄生草，缠绕他枝，
使故园芍药花无主耶？妾盼不见白芷
书，茹不尽黄连苦。古诗云："豆蔻
不消心上恨，丁香空结雨中愁。"奈
何，奈何？

丈夫的信：

红娘子一别，桂枝香已凋谢矣。
几思菊花茂盛，欲归紫菀，奈常山路
远，滑石难行。况今木贼窃发，巴戟

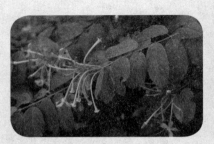
使君子

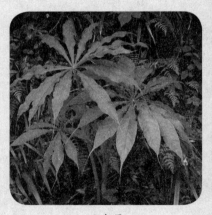
天南星

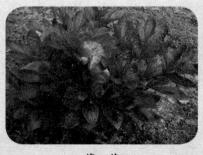
芍药

森森，岂不**远志**乎？姑待**从容**耳。卿勿使**急性子**，骂我曰**苍耳子**狠心哉！不至**白头翁**而亡，则不佞回乡时自有**金银花**相赠也。

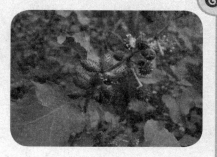
苍 耳

释意：夫君离别时日已久，至今未回。而妻子只能独守空房，料是此情无计可消除，只好倾诉于笔端。可想象妻子登楼远眺，于上仰观浩瀚星宇，于下俯察江流花草，然而书信不达。在这悠悠的无尽时空中，只是更添愁怨罢了。最后只能道"奈何，奈何"而已。

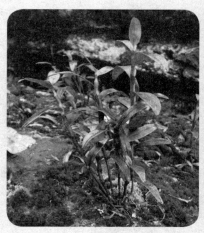
石 斛

丈夫收到来信，心知家中娇妻苦楚。便辩说我也想回去啊，可是这山迢（远）水阔，回去也非一日之功。
tiáo
劳请娘子再委屈委屈。行文最后，更是许下衣锦还乡的诺言，以明心志慰问妻子。

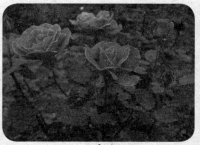
月季花

这两封信中共藏有27种中草药名，不仅别开生面，而且读起来也毫不造作，字字情真，句句意切，饶有趣味。

2. 致台湾友人

安徽汪济老先生用几十味中药名作《致在台友人》的信。

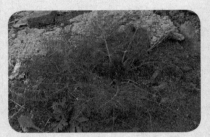

茴 香

白术兄：

君东渡大海，**独活**于异乡**生地**，如**浮萍**漂泊，**牵牛**依篱，岂不知母亲思否？今日当**归**也！家乡**常山**，乃祖籍熟**地**。春有**牡丹**，夏有**芍药**，秋有**菊花**，冬有**腊梅**，真是**红花紫草苏木青**，**金樱银杏玉竹**林，**龙眼蛤蚧**鸣**赭**石，**仙茅石斛连钩藤**。……家中东园遍布**金钱草**、**益母草**；西院盛开**百合花**、**月季花**；北墙爬满**络石藤**、**青风藤**；南池结有**石莲子**、**芡实子**。但见青果累累，粉花四溢。令尊**白前**公，拄**虎杖**，

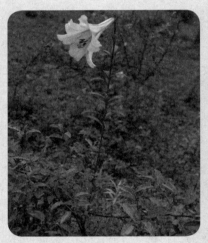

百 合

扶**寄奴**，踏**竹叶**，上**莲房**，已是**巍 巍白头翁**矣！令堂**泽兰**婶，虽年迈而**首乌**，犹**千年健**之**甘松**也。唯时念海外**千金子**，常盼全家**合欢**时，忽恋**寄生地**，愿君早**茴香**（回乡）！

弟**杜仲**顿首。

🔲 1. 最能体现医者仁心的对联

　　　　但愿世间人莫病；

　　　　何愁架上药生尘。

　　这是一副经典的药局（房）对联。上联祈求世上的人都不生病，体现了医者仁心。下联说，就算我药架上的药因为卖不出去而生尘遭受了经济上的损失，我也不担心，别人不生病就是我最大的愿望。

　　表达同样意思的另一副对联是这样写的：

　　　　但愿人皆健；

　　　　何妨我独贫。

🔲 2. 最能体现中药功效的对联

　　　　烦暑最宜淡竹叶；

　　　　伤寒尤妙小柴胡。

这一副对联，对仗工整，也最能体现中药功效。

烦暑，可理解为中暑。淡竹叶为禾本科多年生草本植物，根状茎。根药用，有清凉、解热等功效；主治胸中疾热、热毒风、热狂烦闷。

伤寒是由伤寒杆菌造成，患者有持续性高热（40 ~ 41℃），为时 1 ~ 2 周或以上，并出现特殊中毒面容，相对缓脉，皮肤玫瑰疹，肝脾大，周围血白细胞总数低下等症状。

值得注意的是：治疗伤寒病的"小柴胡汤"源自张仲景《伤寒杂病论》中的第一方，虽名为"小柴胡汤"，但方中所用为柴胡，并非小柴胡。

第五节　谜语中的中医药知识

1. 奥运会与中药谜语

2008 年北京奥运会时，男子 4×100 米接力赛，美国选手交接棒时掉棒失误，输掉了比赛。于是，有人作谜以记此事。

美国接力因何无缘奖牌（打一中草药）

谜底：丢了棒

丢了棒：中药名。为大戟科白桐树属植物白桐树的根或叶。秋季采根、叶洗净晒干入药。有祛风除湿、消肿止痛的功效。根用于治疗风湿性关节炎、腰腿痛、跌打肿痛、脚气水肿。叶外用治烧烫伤、外伤出血。

2.柳宗元与刘禹锡中药诗谜对答

柳宗元曾抄了一首关于药名的谜语诗送与刘禹锡，诗是这样写的：

> 四月将尽五月初，刮破窗纸再重糊。
>
> 丈夫进京三年整，捎封信来半字无。

（打四味中药名）

刘禹锡读罢，笑了笑也回了一首诗作答：

> 五月既望时，出门多加衣。
>
> 游子离乡久，素笺^{jiān}未写诗。

（打四味中药名）

这种应答诗，其实就是文人常见逗趣的"你底即我底"的谜语诗，因为两个人所说的四味药都是相同的。

四味中药分别为：半夏、防风、当归、白芷。其中"白芷"谐音"白纸"以扣谜面"捎封信来半字无"和"素笺未写诗"。

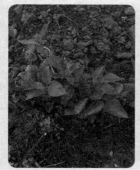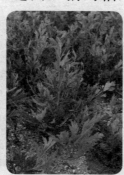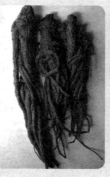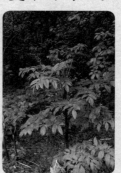

| 半夏 | 防风 | 当归 | 白芷 |

🔲 3.《回乡偶书》中暗含的中药

唐代诗人贺知章的《回乡偶书》，想来小朋友们比较熟悉：

少小离家老大回，乡音无改鬓毛衰。

儿童相见不相识，笑问客从何处来。

其实，这首诗还是一首中药谜语诗，暗含了四味中药（每一句一味）。谜底分别为：

少小离家老大回：确实应（当归）乡了。

乡音无改鬓毛衰：归来头发都白了，已经是（白头翁）了。

儿童相见不相识：到老才归来，儿童们看见，总觉得这个人是生面孔（人参）。

笑问客从何处来：儿童猜想，这个客人应该是从遥远陌生的地方（生地）来的吧。

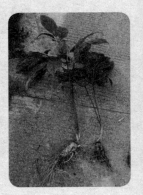

人 参

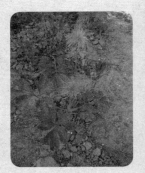

白头翁

🔲 4. 其他中药谜语

①低头思故乡——怀熟地（古怀庆地区所产熟地黄称为怀熟地）。

②但愿人长久——千年健。

③一江春水向东流——通大海。

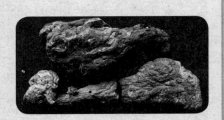

生地黄

④故乡——熟地（熟地黄）。

⑤异国——生地（生地黄）。

⑥牧童——牵牛子。

⑦绿林好汉——草寇。

⑧他乡遇故知——一见喜。

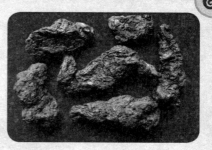

熟地黄

注：地黄一药，按炮制方法，分为鲜地黄、生地黄、熟地黄。

第六节　谚语、俗语、歇后语、顺口溜中的中医药知识

1.三月茵陈四月蒿，五月六月当柴烧

前面茵陈蒿的故事中已经说过，只有幼嫩的青蒿茎叶可以入药治黄疸病。三月的茵陈能治病，五六月的茵陈蒿再无药用价值，只能当柴烧了。

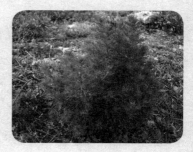

茵陈蒿

🔶 2.识得千里光，一家老少不生疮

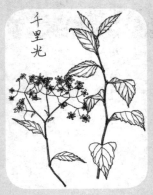 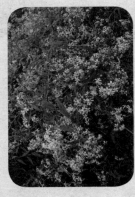

千里光

千里光，菊科草本植物，性寒，味苦，具有清热解毒、明目、止痒等功效。多用于风热感冒、目赤肿痛、泄泻痢疾、皮肤湿疹疮疖（chuāng jiē）（疮疖：皮肤毛囊或皮脂腺的急性化脓性炎症，是外科中最常见的疾病）。千里光可治疗各种皮肤病，如疮疖脓肿、皮肤湿疹、丹毒等，常能取得较好的疗效，被医生称为"外科圣药"。

🔶 3.冬吃萝卜夏吃姜，不劳医生开药方

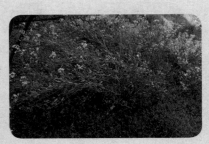

萝卜（莱菔）

"冬吃萝卜夏吃姜，不劳医生开药方"这个民谚，反映了萝卜与生姜对人体的保健功效。常吃萝卜，可降低血脂、稳定血压，预防冠心病、胆石症等疾病；生姜所含有的成分，则能够有效地治疗肠胃疾病、伤风感冒、风湿痛和呕吐等，并能增强人体免疫力。

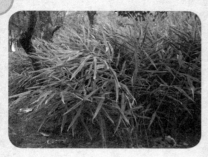

姜

据史料记载，我国是萝卜的故乡。《诗经》中就有关于萝卜的故事。明代李时珍曾说："可生可熟，可菹（菹^{zū}：腌菜）可酱，可豉^{chǐ}可醋，可糖可腊（晾干）可饭，乃蔬菜中之最有利益者。"萝卜入药始见于陶弘景的《名医别录》。

生姜的食用在我国也比较早，比如《论语》里说孔子"不撤姜食，不多食"，意思就是每次吃饭时餐桌上都必须要有姜，但是要适度，不能多吃。

注：冬天天气寒冷，人们大多吃热的东西，胃内易积火，萝卜为寒物，食萝卜可祛火生津。所以冬天常食萝卜，到了春天就不易上火。夏天天气炎热，人们喜欢吃冷的东西，胃内易积寒，姜可以祛除寒气，吃姜也就不容易患胃胀、腹泻等。所以说"冬吃萝卜夏吃姜，不劳医生开药方"。

4. 都是老中医，你别跟我玩什么偏方

这个俗语的字面意思是：你我都是老中医，你不要拿偏方来唬^{hǔ}我！引申出来的意思是说：大家都明白这其中的原因，你就不要给我绕来绕去地乱解释。

偏方：是指组方简单，药味不多，易于就地取材，常流传于民间，对某些疾病具有特殊疗效的方剂。偏方治病，在民间可谓

源远流长，享有盛誉。它是中华民族的宝贵文化遗产，是中国传统医学的重要组成部分。在中医学漫长的发展岁月中，经历代医家反复摸索，反复实践，积累了与疾病做斗争的丰富经验，创造了难以计数的有效偏方。

5. 药铺里的甘草——少不了的一位（味）

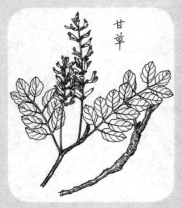

甘草

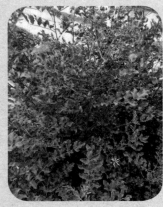

甘草

这是一则歇后语。潜在意思是借用甘草来形容某人重要，不可缺少。歇后语不直接说出来，只说前面半句，让听者自己领会后面半句。

注：甘草，是中药组方里不可缺少的一味药，即绝大多数中药方剂中都有甘草这味药。这是什么原因呢？

甘草，味甘，性平，入心、肺、脾、胃诸经，在现代中药学中属于补气药的范畴，具有补脾益气、润肺止咳、缓急止痛、缓和药性的功效。至今医家医界多有"甘草调和诸药"的说法，故而不少医家在中药处方中加入甘草。但要注意的是，任何药物都有其适应证，不可能所有病都能用甘草。

6. 哑巴吃黄连——有苦说不出

这则歇后语的意思是：即便是吃了黄连，感觉很苦，却因为是哑巴而说不出来。比喻有苦难言。

注：黄连，中药，味极苦。

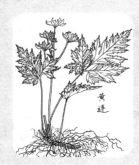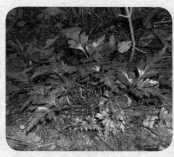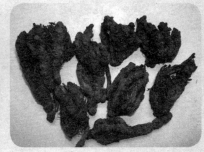

黄 连

7. 吃药不忌嘴，医生跑断腿

这句俗语是说：病人在就医、服药时，特别是在服用中药期间，饮食应当有所禁忌，这就是所谓的忌嘴（也称"忌口"），否则会影响药物的疗效，病难治好，甚至还会加重病情。

注：忌口是中医治病的一个特点，历来医家对此十分重视。所谓忌口有两个意义：一是所吃食物与所服中药在性味等方面是否有冲突；二是所吃食物对疾病有无不良反应。我们平时食用的鱼、肉、鸡、蛋、蔬菜、瓜果、酱、醋、茶、酒等，它们本身也都具有各自的特性，对疾病的发生、发展和药物的治疗作用均可

产生一定的影响，医生会根据病人的情况告诉病人在服药期间暂时不要吃某类食物。

8. 打针吃药，不如热水泡脚

泡脚就是足浴，属于中医足疗内容之一，也是一种常用的外治法，它对很多疾病的治疗都有很好的辅助作用。

注：人的双脚上存在着与各脏腑器官相对应的反射区和经络分布，当用温水泡脚时，可以刺激这些反射区，促进人体血液循环，调理内分泌系统，增强人体器官机能，取得防病治病的保健效果。

9. 中药顺口溜

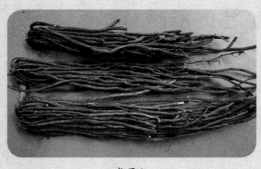

威灵仙

民间有很多关于中药知识的顺口溜，其通过浅显的话语说出了药物的功效等，深受老百姓喜欢。

①铁脚威灵仙，砂糖和酒煎，一口吞下去，铁剑软如绵。

顺口溜形象地说出了威灵仙治疗骨鲠在喉的功效和配制方法。

②七叶一枝花，深山是我家，痈疽如遇者，一似手拈拿。

顺口溜形象地说出了七叶一枝花治疗痈疽的功效，特别是最后一句，说只要有了七叶一枝花，痈疽这个病便能药到病除。

③穿山甲，王不留，妇人服了乳长流。

顺口溜道出了穿山甲和王不留行通乳的功效，便于记忆。

10. 中药名写成的四季歌

四季歌

作者：佚名

春

春风和煦满**常山**，**芍药天麻**及**牡丹**。

远志去寻**使君子**，**当归**何必问**泽兰**。

夏

端阳**半夏**五月天，**菖蒲**制酒乐**半年**。

庭前娇女**红娘子**，笑与**槟榔**同采莲。

秋

秋菊开花遍**地黄**，一回雨露一**茴香**。

牧童去取**国公**酒，醉倒**天南星**大光。

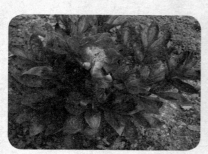

芍药

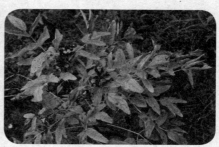

牡丹

冬

冬来无处可**防风**，**白芷**糊窗一层层。

待到雪消**阳起石**（时），门外户悬**白头翁**。

注：这是我国古人笔下的四季歌，既符合一年四季的特征，还嵌入了 20 味中草药，极富情趣。不仅令人神往，还可感悟中药名包含的学问，不失为一组佳作。

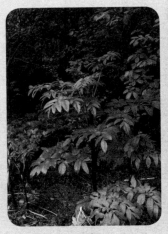 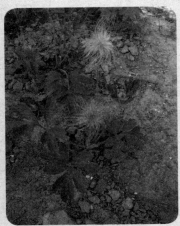

白 芷　　　　　　　　　白头翁

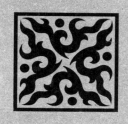

第六章　针灸穴位篇

第一节　神奇的耳朵（耳穴）

小朋友们，你们知道吗，耳朵不光是人的听觉器官，在中医里，它还是中医诊断和治疗疾病的重要部位。

耳朵的形状好像一个倒置的胎儿，头部朝下，臀部朝上。耳穴在耳朵上的分布规律是：与头面部相应的穴位在耳垂附近，与上肢相应的穴位在耳舟，等等。

中医认为：当人体内脏或躯体有病时，往往会在耳郭的一定部位出现局部反应，如压痛、结节、变色等。利用这一现象可以为诊断疾病提供参考，还可以刺激这些反应点（耳穴）来防治疾病。耳穴就是分布于耳郭上的腧穴，也叫反应点、刺激点。

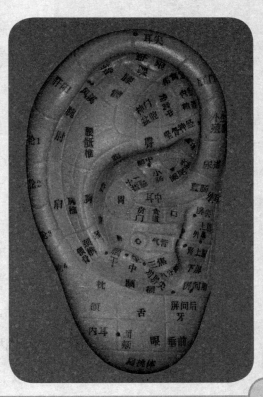

刺激耳穴，对相应的脏腑有一定的调节治疗作用。刺激耳穴的主要方法有：针刺、埋针、放血、耳穴贴压、磁疗、按摩等。

第二节　神奇的脚板（足穴）

同样，小朋友们，足掌也是针灸治病取穴的重要部位。

常言说"千里之行，始于足下""鹤发童颜，步履轻健"。

中医典籍记载"人之有脚，犹树之有根，树枯根先竭，人老脚先衰"。民间也有"百病从寒起，寒从脚下生"的说法。

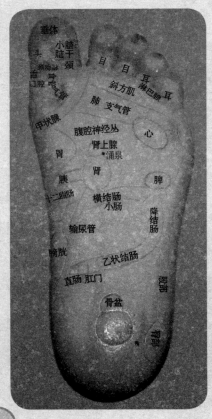

足被称为人的"第二心脏"。我国传统医学认为，足部与全身所有脏腑、经络都有密切的关系。足部是足三阳经、足三阴经的起始点，经常用热水泡脚，可以调理脏腑功能、增强人体免疫力。也有人认为足也像个胎儿，足跟是头部，足趾是臀部，足中部对应人体脏腑。刺激足穴可以调节人体全身功能，治疗脏腑病变。人体解剖学也表明脚上的血管和神经比其他部位多，无数的神经末梢与头、手、身体内部各组织器官有着特殊的联系。所以，单纯对足部加以手法按摩，就

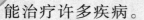

能治疗许多疾病。

　　俗语说，"热水洗脚，胜似吃补药"，此话不假。南宋大诗人陆游也有泡脚的习惯，他曾经对家人说："春天泡脚，升阳固脱；夏天泡脚，暑湿可祛；秋天泡脚，肺润肠濡；冬天泡脚，丹田温灼。"陆游经常写作到深夜才去睡觉，睡前必会泡脚。他认为睡前泡脚是人生一大快事，他也曾写过"洗足上床真一快，稚孙渐长解烧汤"的诗句。看来陆游对泡脚真是喜爱有加。

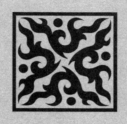

第七章　情志篇

第一节 什么是七情

七情，是指喜、怒、忧、思、悲、恐、惊七种正常的情志活动，是人体对外界环境刺激的不同生理和心理反应，是人人皆有的情绪体验，中医称为情志。一般情况下，情志不会导致或诱发疾病。

但如果情志刺激过于强烈、持久，超过了人体生理和心理适应能力，就会损伤机体脏腑正气，导致功能失调。另外，如果人体本身正气虚弱，脏腑精气虚衰，也会造成对情志刺激的适应能力、调节能力低下，从而导致疾病发生，称为"七情内伤"。

第二节 情志相胜疗法

情志相胜疗法，是指患者因七情致病后，医者依据患者的致病情由，而促成患者产生另一情志加以治疗，消除由情志偏激引起心身疾病的方法。

情志相胜的一般规律是：悲胜怒、怒胜思、思胜恐、恐胜喜、喜胜悲。在正确判断患者不同性质的情志疾病的基础上，根据五行相胜理论，利用各种手段（语言、行为、声响等），使患者产生可以克制其病态情志的另一种情志变化，使由病态情志导致的疾病得以康复。

第三节　情志致病、治病的故事

🔲 1. 范进中举喜极而疯

《范进中举》是《儒林外史》中极为精彩的篇章之一。主人公范进是个士人，他一直生活在穷困之中，又一直不停地应试，直到 54 岁才中举人，兴奋过度，在巨大喜悦的刺激下引发了
diān fēng
癫　疯。

中医认为"心主神明"，心是情志思维活动的中枢。喜是心情愉快的表现，喜可使气血流通、肌肉放松，益于恢复身体疲劳。俗话说"人逢喜事精神爽"，有高兴的事可使人精神焕发。但欢喜过度，则损伤心气，如人们常说的"乐极生悲"就是这个意思。所以说"喜极伤心神"。笑一笑十年少，但也要避免狂喜。

2. 张子和巧治心病

张子和为"金元四大家"之一，他在其著作《儒门事亲》中记载了许多关于情志疗法的案例。

"行骗"治病

一位病人诉说她在吃饭时误吞下一条虫子，别人怎么解释也无效。她总觉得虫子在腹中作乱，整天不得安宁。病人求张子和诊治。

张子和开出一帖催吐药方，声称病人服药后虫子肯定会从口中吐出来。他暗中告诉病人的贴身丫鬟，趁病人呕吐之际放入一根红丝线到呕吐物中，哄她虫已吐出。

丫鬟依计而行，病人见吐出的东西里果然有一条"虫子"，从此再不疑心，心胸也舒畅多了，病也就好了。这种治疗方法称为暗示疗法。

以怒制"思"

一妇女因忧思过度，两年来都不曾睡好觉，看了好多医生，吃了好多药都不见好。最后请来张子和为其治病。

张子和与妇女的丈夫沟通后，决定用让病人发怒的办法来治疗这位妇女的病。

随后，张子和便对妇女说你这病能治，不过得花不少钱。妇女同意后，张子和收了重金，不诊脉，不开方，不用药。而是在病人家里大吃大喝几天后，不辞而别。

妇女感觉被骗了，大怒一场，周身汗出。奇怪的是，一场大怒、大汗后，妇女在这个晚上居然睡着了，而且还睡得很香。

"多取其财"却又不给患者治病，是为了达到一定的刺激强度和刺激量，保证以怒制思的效果。对病重者设计的刺激强度和刺激量要大一些，反之则小些。医家们常用本法治疗因思虑伤神所致的郁证、失眠、癫痫^{xián}等。

见惯不"惊"

有个叫卫德新的人，其妻在一次旅途宿店时，当晚碰上一群强盗抢劫，吓得她从床上跌到地上。此后，凡听到些许声响，她便会昏倒在地，不省人事。请了很多医生治疗，病逾（超过）^{yú}一年而不见好转。

张子和经过细心观察、分析，认为这属胆气伤败，应采取心理疗法。他让两名侍女抓住病妇的两只手，将她按坐在高椅上，然后在她的面前放一张小茶几。张子和指着茶几说道："请娘子看这里！"话音未落，"砰"的一声，他用棍使劲打在茶几上。病妇见状大惊，张子和说："我用棍子打茶几，你怕什么呢？"

待她心神稍定，张子和又敲打小茶几，这回她果然不那么惊怕了。张子和重复以上动作，并用手杖敲门，暗中让人划病妇背后的窗户纸。病妇渐渐镇定，笑问道："你这算什么治法呀！"

张子和回答说："《黄帝内经》说：'惊者平之'。平，即平常的意思，见惯不惊。看惯了，就不觉得奇怪了。对受惊者，治疗时要设法让他对受惊的诱因感到习惯，觉得跟平常一样。"

这一番解释，说得病妇点头称是，当晚，张子和又派人敲打病人的门窗，通宵达旦地折腾她。从这以后，病人即使听见雷响也不再惧怕了。

3. "男女不分"的老中医

清代有一位巡按大人，男性，患有忧郁症，终日愁眉不展，闷闷不乐，几经治疗，一直不见效，病情却一天天严重。

经人举荐，一位老中医前往诊治。老中医望闻问切后，对巡按大人说："你得的是月经不调，调养调养就好了。"巡按听了捧腹大笑，暗想这个糊涂医生怎么连男女都分不清。以后，巡按每想起此事仍不禁暗自发笑，久而久之，忧郁症竟好了。

一年之后，老中医又与巡按大人相遇，这才对他说："君昔日所患之病是'郁则气结'，并无良药，但如果心情愉快，笑口常开，则气机通达顺畅，便能不治而愈。你的病就是在一次次开怀欢笑中不药而愈的。"巡按大人这才恍然大悟，连忙道谢。

🔲 4.以"悲"治"狂"

明代有个农家子弟叫李大谏，自幼勤奋好学，头一年考上了秀才，第二年又中了举人，第三年又进士及第。喜讯连年不断传来，务农的父亲高兴得连嘴都挂到耳朵上了，逢人便夸，每夸必笑，每笑便大笑不止，久而久之，不能自主，成了狂笑病，请了许多医生诊治，都没有效果。

李大谏不得已请某御医（为皇亲国戚治病的医生）为其父治疗。御医思考良久，才对李大谏说："病可以治，不过有失敬之处，还请多加原谅。"李大谏说："谨遵医命，不敢有违。"御医随即派人到李大谏的家乡报丧，对他父亲说："你的儿子因患急病，不幸去世了。"李大谏的父亲听到噩耗（极度不好的消息）后，顿时哭得死去活来，由于悲痛过度，狂笑的症状也就止住了。

不久，御医又派人告诉李大谏的父亲说："你儿死后，幸遇太医妙手回春，起死回生被救活了。"李大谏的父亲听了又止住了悲痛。就这样，历时十年之久的狂笑病竟然好了。

🔲 5.文挚怒激齐闵王

战国时代的齐闵王患了忧郁症，请宋国名医文挚来诊治。文挚详细诊断后对太子说："齐闵王的病只有用激怒的方法来治疗才能好，如果我激怒了齐王，他肯定会把我杀死的。"太子听了恳求道："只要能治好父王的病，我和母后一定保证你的生命安全。"文挚推辞不过，只得应允。

当即与齐闵王约好看病的时间，结果第一次文挚没有来，又约第二次，第二次没来又约第三次，第三次同样失约。齐闵王见文挚连续三次失约，非常恼怒，痛骂不止。过了几天文挚突然来了，不行礼也不脱鞋，就上到齐闵王的床铺上问疾看病，并且用粗野话来激怒齐闵王。齐闵王实在忍耐不住了，便起身大骂文挚，一怒一骂，郁闷一泻，齐闵王的忧郁症也就好了。

文挚根据中医情志治病的"怒胜思"的原则，采用激怒病人的治疗手段，治好了齐闵王的忧郁症，在我国医案史上留下了一个心理疗法的典型范例。

6. 程钟龄施计治足痿

程钟龄是清代著名医家，他临证经验丰富，别人久治不愈的疾病，经他治疗常能奇迹般地康复，在康熙和雍正年间名噪一时（指名声在某一个时期特别大）。

有一个富翁，患了名为足痿的疾病，必须要手扶着东西才能行走，服用过许多药物都没有效果。他久慕程钟龄的大名，让人抬着自己前去求治。

程钟龄见他脉象平和，断定这是心病，不是药物能治愈的，决定用计进行治疗。他替病人收拾了一间房子，安顿病人住下。

程钟龄预先在病人住的房间里摆上许多古玩，并特意在病人的坐凳旁放了一个瓷瓶。他向病人介绍说："这是我的古董收藏室，收藏的东西都是珍品。"并一一告诉病人它们的价值。最后，他指着瓷瓶说："这是我的传世之宝，十分稀罕，千金难求。"实际上，包括瓷瓶在内的所有东西都是赝品（yàn）（假货，仿冒品），只是病人不懂，被蒙在鼓里罢了。

病人在屋里闷坐了两天，见程钟龄既不开处方，也不来查问病情，甚至回避他，憋得心慌。第三天，他决定出去走走。因为离开了支撑的东西难以迈步，他只好就近扶着瓷瓶小心翼翼地起身。他哪里知道程钟龄在旁边已经悄悄观察很久了，等病人扶着瓷瓶想继续走动时，他突然出现，大声喊道："你好大的胆子，竟然想偷走我家的宝瓶！"病人一惊，手一乱，"哐"的一声，瓷瓶倒在地上，摔得粉碎。这下病人大惊失色，垂着手呆呆地站在那里。程钟龄见病人不靠扶持就能站立，心里十分高兴。他上前握住病人的手说："你别害怕，跟我来！"那人竟跟在程钟龄身后走出屋外，走得很平稳，和正常人一样，多年的病症，一下子就好了。

程钟龄这才告诉病人，他摔碎的东西并不是什么稀世之宝，是他为了解除病人心理压力、转移病人注意力而设的计谋。病人恍然大悟，连声赞扬程钟龄的医术高明。

7. 郎中唱药止江风

从前，有和尚、道士、郎中三人随大伙坐船渡江。船到江心，忽然刮起大风，渡船在风浪中颠簸不止，众人大惊，乱作一团，小船随时有翻沉的危险。船夫央求和尚、道士用法术止住恶风，稳住众人的情绪。

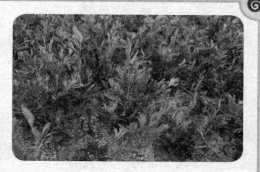

防风

和尚捻动佛珠，口中喃喃有声："有请观音大士快把风浪制伏。"道士接着把手往南方一指，念道："风伯雨师，各就各位，急急如律令。"他刚住口，只见郎中捻着银须，不慌不忙地开口道："防风——僵蚕——天麻——乌梢蛇……齐上阵。"

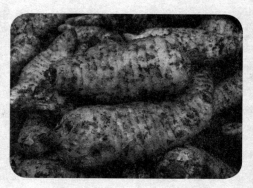

天　麻

众人疑惑不解，郎中笑道："它们都是止风的药啊。"大伙一听，无不捧腹大笑，紧张的心情顿时松弛了不少。

中医认为疾病来源于两个方面，一是内伤，二是外感。外感导致疾病的因素有"风、寒、暑、湿、燥、火"，称为"外感六淫"，又称"六邪"。因"风邪"而导致的疾病，需要用一些能"防风、止风、固表"的药物。郎中说的几种药物，都有这样的作用。但江上的风，却是自然界中的风，与侵袭人体导致人生病的"风邪"还是有差别的，郎中在这儿也并不是真正在用这些药来治疗因受"风邪"而得的病，只是为了缓解一下大家紧张的气氛而开了一个玩笑罢了。

在心理学中，幽默效应是一种防御机制。当出现困难或尴尬时，幽默就成了最好的调节剂，可帮助人摆脱紧张、尴尬的境地，迅速营造出轻松的氛围。

8. 煮软了石头再来

这是清代名医傅青主的故事。

一次傅青主家来了一位满脸愁容的男子，他是来替妻子求医治病的。

男子说，他和妻子婚后相敬如宾，恩爱甜蜜，几乎从未红过脸。前些日子，他们因事发生争吵，过后，妻子就得了病。原以为其妻只是一时不乐，无甚大碍，岂知病况日重以致卧床不起，药服过不少，身体却不见好转。他实在没办法了，特意来求助傅青主。傅青主听罢男子的叙述，又详细问了一些有关情况。他顺手捡起一块石头，嘱咐男子回家用文火煮软石头当药饮下。男子带回石头，煮啊煮，却怎么也煮不软石头，只好把煮石头的水当药给他夫人喝下。奇怪的是，他夫人的病奇迹般地好了。

傅青主后来对男子解释说，石头是没法煮软的，可是，因争吵在尊夫人心头郁结而生的疙瘩，已被你煮石头的一腔至诚给化解了。

傅青主治这病并未真正用药，他所用的是中医心理治疗的情志疗法。

9.叶天士叫病人摸脚治红眼病

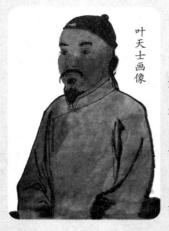

叶天士画像

清代名医叶天士治病颇有高招。

一次，他遇上一位两眼通红的病人，病人眼眵（chī：眼屎）堆满眼角，眼泪直往下淌，不断地用手去擦，显露出十分忧虑的神情。

叶天士见状，详细询问病情后郑重地告诉病人："依我看，你的眼病并不要紧，只需吃上几帖药便会痊愈。严重的是你的两只脚底七天后会长出恶疮，那倒是一个麻烦事儿，弄不好会有生命危险！"

病人一听，大惊失色，赶忙说："好医生，既然红眼病无关紧要，我也没心思去治它了。请你快告诉我，有什么办法能预防我脚底生疮？"

叶天士思索良久，正色说道："办法倒有一个，就怕你不能坚持。"病人拍着胸脯保证。于是，叶天士向他介绍了一个奇特的治疗方案：每天用左手摸右脚底三百六十次，再用右手摸左脚底三百六十次，一次都不能少。如此坚持就可以预防脚底生疮。

病人半信半疑，但想到这是名医的治法，便老老实实地照着做，七天后果然脚底没长出毒疮。更令他惊异的是：红眼病竟不知不觉好了。他高兴地向叶天士道谢，叶天士哈哈大笑，向他和盘托出（形容一个人毫无保留地将自己所知道的事情都说出来）：

　　"实话告诉你吧，脚底长毒疮是假的，我见你忧心忡忡^{yōu chōng chōng}（形容心事重重，非常忧愁，在担心着什么），老是惦记着红眼病，而你的红眼病恰恰与精神因素的关系很大，于是我想出这个办法，将你的注意力分散、转移到别处。除掉心病，红眼病便慢慢好了。"

　　病人听完，惊奇不已，连连赞叹叶天士医术高明。

跋

献给小朋友的礼物

贵州中医药大学党委书记
贵州省中医药学会会长　　杨　柱

中医药学是中华文明的瑰宝，对中华民族和世界的繁衍昌盛有突出贡献，它凝聚着深邃的哲学智慧和中华民族几千年来的健康养生理念及其临床实践经验，是打开中华文明宝库的钥匙。

《中医药的故事（小学生版）》终于与小朋友们见面了，它以故事的形式向小朋友们介绍中医药的基本知识，集文学性、趣味性、知识性、专业性于一体，让小朋友们在轻松阅读中感受到中医药文化的神奇。

愿此书能让小朋友们了解中医药，热爱中医药，从小培养起对中医药的兴趣。

如果可能也希望小朋友们将来能够有机会从事中医药事业，传承中医药，传播中医药，为人类的健康和进步做出重要贡献。

最后，祝小朋友们身体健康，茁壮成长！